陇上名医权氏医案辑稿

张井铭 题

LONGSHANG MINGYI
QUANSHI
YIAN JIGAO

杨向军 主编

甘肃科学技术出版社

甘肃·兰州

图书在版编目（CIP）数据

陇上名医权氏医案辑稿 / 杨向军主编. -- 兰州：甘肃科学技术出版社，2024.12. -- ISBN 978-7-5424-3257-5

Ⅰ．R249.7

中国国家版本馆CIP数据核字第2024SB0652号

陇上名医权氏医案辑稿

杨向军　主编

封面题字　张叔铭

责任编辑　陈学祥

封面设计　麦朵设计

出　版　甘肃科学技术出版社

社　址　兰州市城关区曹家巷1号　　730030

电　话　0931-2131572(编辑部)　　0931-8773237(发行部)

发　行　甘肃科学技术出版社　　　印　刷　甘肃发展印刷公司

开　本　880毫米×1230毫米 1/32　印　张　5.375　插　页　6　字　数　137千

版　次　2024年12月第1版

印　次　2024年12月第1次印刷

印　数　1~2500

书　号　ISBN 978-7-5424-3257-5　　　定　价　48.00元

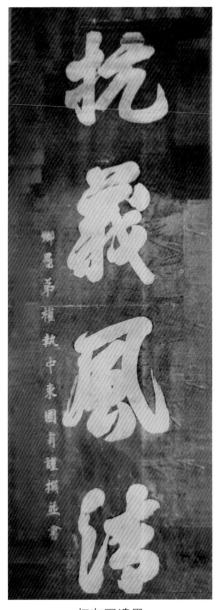

抗義風清

愚弟權執中柬國荊謹撰並書

权东园遗墨

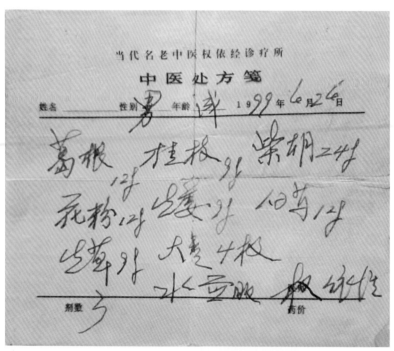

权依经处方

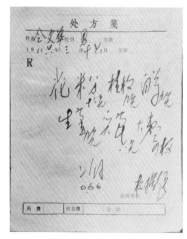

瓜蒌桂枝汤（权据经）

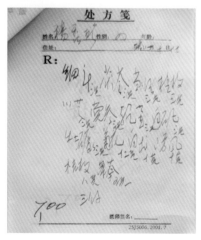

侯氏黑散（权据经）

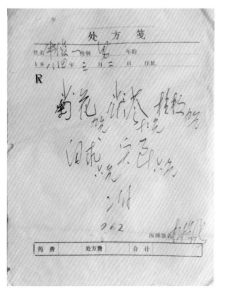

苓桂术甘加菊花（权据经）

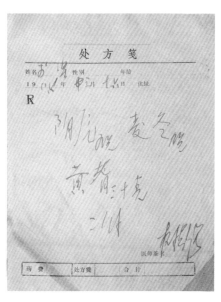

权氏大转气汤（权据经）

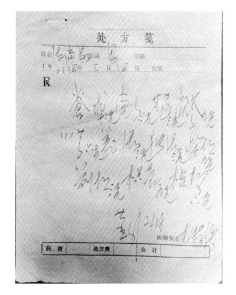

人参败毒散加苍术（权据经）

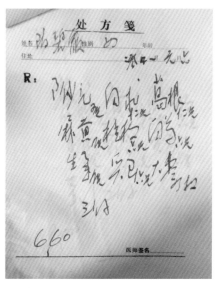

术附汤合葛根汤（权据经）

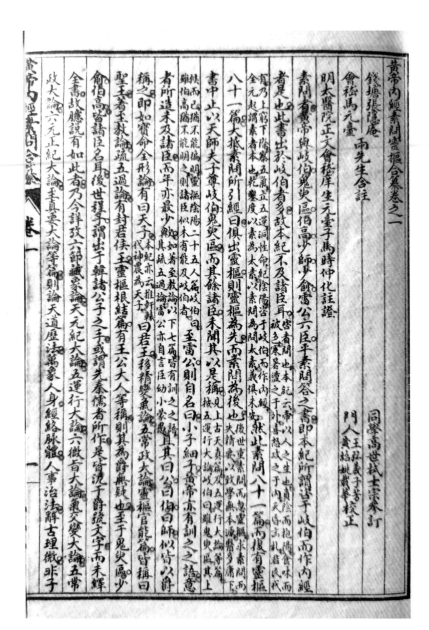

权据经点读过的《黄帝内经》书影

葛根黄芩黄连汤案

1965年夏，患者李志义，男，年75岁，系县林业局工人。左脚跗阳处，筋肌抽搐巨痛，时轻时重，行走受阻已二年有余。经多医治，效果不显。乃登门乞东园夫子医治。先生诊良久，处拟葛根芩连汤数帖愈，再未复发。

愚徒私心惑不解其义，敢问恩师曰：伤寒葛根芩连本无医治腿痹之理，恩师何以用此汤医治而愈。师曰：此乃经方之神用也。伤寒诸方既可按病论治，亦可循经而用。此痛处左阳明经之处，用葛根芩连汤，葛根可通经脉驱寒，连芩可退热消炎，经通炎消其痛自愈。

伟人毛泽东曾颖预言："中国医药学是一个伟大的宝库，应当努力挖掘，加以提高"。东园先生乃发掘"经方"之巨匠也。

东园夫子常谓予言：经方可以疗百病，只怪今人辨症不切而审已。

孙涤中 2024.9.28

孙涤中先生回忆医案手稿（一）

防风通圣散案

何天令，男，原定西军分区动员部门长患腰、项及面部湿疹，瘙痒难奈已两年余。曾在兰州军区总院，住院治疗两次，入院即愈，出院即发。后又来通渭温泉洗浴半月并无效。

1969年8月，经原县医院院长权尚均介绍，求东园大夫诊治。大夫诊毕后云：此疾因内郁有湿热，外偶受风寒，寒湿凝聚，侵袭肌肉之外表皮之内，内不能地泻，外无法表出。前医以皮肤病诊治，只治其表，未治里湿，故而反复。需表里兼治，乃先服苍术白术二陈汤两剂，后服防风通圣三剂而愈。随访再无复发。

愈后患者携礼品登门致谢，大夫婉言拒之。

九旬翁 孙涤中
2024.9.28

孙涤中先生回忆医案手稿(二)

经方妙用

一、理中汤剂以扶陈挺，重加朱砂治荷术真惊烈果。

二、天雄散治眼睛疼，阳旦汤治睦眼。

三、竹林汤治男子病候。

四、小金丹各治肝关之毛方。

五、小柴胡汤黄芩汤中不以病治以疹痛（阳疮）。

六、大柴胡汤大黄不治炭疮心另痛疾。

七、蜀根参莲汤引治热丸吐血。

八、小陷胸汤可治疮疮。

九、桂枝七方，大柴汤可引以必究等火火。

十、白虎汤、紫血丹均为治乙型肝炎效方。

十一、东阁老人治一男水肿连服真武汤18剂而愈。

十二、66年冬东阁老人孔兰治一高枪男子双腿足屈而不伸，苦不堪言反复，疗曰：必经手术，然治右常体不展，病者惧议而求治于东阁夫子，天乙以疼50余以之于独喜桂枝汤、葛根汤、八珍汤等而暖后7年夏老者会愈又以身梅无效力。至8.9月病人已可行走20余分钟。

十三、林姓一人王岱以20余米，右脚跌阳处一筋屈斯，百药不效，东阁夫乙以葛根芩莲汤以治愈之。更富军邻阴陵穴治之。

吾邑權東垣老先生乃二十世紀中期省内名醫 匠心獨創 戰兢濟人 宗仲景方闡内經旨 今有奉德堂主楊向軍先生搜纂輯書禪益後世 其心仁厚矣

甲辰夏 八十六叟 王西光記

王西光题字

王西光，1939年生，甘肃省通渭县人。兰州大学肄业，中学一级教师，甘肃省书法家协会会员。

通邑權氏隴上名醫
品性耿直 術精理明
兩世櫛沐 活人壽世
前賢遺珠 杏林奇葩

為權氏醫案輯稿刊梓誌賀
甲辰桼仲亥冉萬恩

冉万昌题字

冉万昌，1943年生，字定一，甘肃省通渭县人。曾历任通渭县文化局局长、教育局局长等职。甘肃省书法家协会会员。著有《冉万昌书法集》。

花放杏林春长在
药吏兰室人永康

甲辰槐月 張敏政

张敏政题字

张敏政，1954年生，甘肃省定西市安定区人。曾历任通渭县县长、县委书记、定西市人大常委会副主任等职。

權氏迺大医精
誠仁心仁術集
者為國粹傳承
至義至公

甲辰荷月 大發书

张大发题字

张大发，1946年生，字美成，甘肃省榆中县人。曾任政协通渭县文史委副主任委员，1990版《通渭县志》副主编。

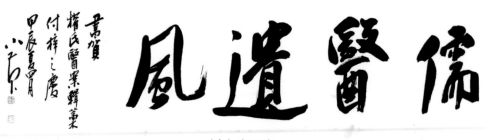

刘小农题字

　　刘小农，1969年生，甘肃省通渭县人。通渭县博物馆研究馆员，中国书法家协会会员。著有《通渭金石辑考》等。

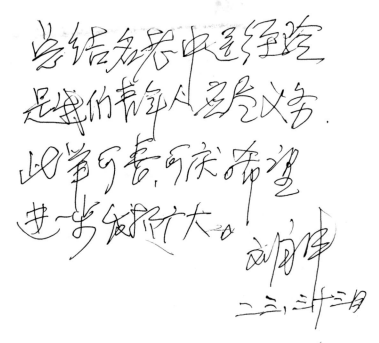

刘永丰题字

　　刘永丰，1943年生，甘肃省通渭县人。早年问业于权东园先生，后毕业于甘肃省中医学校。曾供职于甘肃省中医院，退休后返聘至甘肃省中医院名医馆出诊，善用经方，尤以杂症著称。

编 委 会

主 编

杨向军

副主编

赵永亮　王　婕

编 委

吴苏果	梁亚珍	赵春光	田言闻	常国典
魏润贤	赵明亮	魏　杰	张鹏飞	杨向丽
包芳芳	马爱婷	周利东	王嘉祥	包爱民
苏　丹	贺志国	孙　瑞	张　轩	袁琼珍

序　一

中医药是中华文明瑰宝，是五千多年文明的结晶，在全民健康中发挥着重要作用。很多患者喜欢看中医，就是因为副作用小，疗效好，中草药价格相对便宜。习近平总书记强调："中医药学包含着中华民族几千年的健康养生理念及其实践经验，是中华文明的一个瑰宝，凝聚着中国人民和中华民族的博大智慧。"中医药在我们民族的每一个重要时刻，都承担着民族希望，而她亦从来不负民族之望，屹立于世界医林。

21世纪以来，中医药绽放着无穷的生命力。在基层，中医药尤显担当，因其简便验廉而深受群众青睐，自然也就成就了医者。每个时期每个地方都有影响一方的名医。通渭历史悠久，文脉昌盛，中医代有传承，亦不乏名医大家。权氏中医，便是饮誉业内的一脉。权东园先生及其子权依经、权据经皆为一方名医。权依经先生是当年兰州医学院最有名的中医之一，我上大学时他就是给我们一九七七级讲授中医课的老师之一，他的课深受同学们欢迎。毕业留校后我经常去他家跟他抄方，他写的《古方新用》我经常阅读学习，是难得的学习资料。先生理论湛深、用药精纯,每方五六味或七八味药,疗效确切,此先生继承家学而得益于经典者也。

权氏父子三人皆以医名载诸县志,且权依经先生有医著传世,惜东园及据经二人无著述传世,今通渭青年中医杨奉德以保存乡邦文献,继承先贤经验,辑成权氏三人医案,从生平概述、经验探讨、医案辑录、他山之石四个章节较全面地整理了权氏医学。浏览之,其经验宝贵、学术鲜明,如权东园论治目疾、咽痛,以阳虚立法,此诚独特之处,盖先生明晰阴阳之道,重视人体阳气。又如权氏以茯苓四逆汤救治惊厥案、权据经以参附汤及古今录验续命汤救治新婚暴喑案,此皆深得仲景之法也。

奉德此举,有益地方文献,亦可使后之学者有以借鉴,此诚可鼓励者。癸卯仲夏奉德携稿请序于余,余嘉其志,略述梗概如上,是为序。

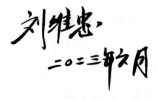

刘维忠
二〇二三年六月

序　二

癸卯中秋,青年中医杨奉德携《陇上名医权氏医案辑稿》见示,邀我写点东西,惊喜之余,对该著的问世,甚感欣慰。

多蒙杨奉德先生及其赵永亮、王婕等同仁的辛勤劳动,着手于调查研究,多方搜集、分门别类,梳理成册,实属不易,是一本好书。它涵盖着权氏一家三名医终身行医济世之光荣业绩,还凸显着中医的传承和发展。因此值得一读。凡从医者若能进一步深钻细研,必将促使医技水平的进一步提升;即便是行外之人,若喜开卷亦必受其益。

医生是国家建筑的基础,是发展的"根",是一个社会地位很高的职业。世人无一例外地受益于医学的发展,任何时候既有传承,又有发展,这是时代的潮流,也是历史的必然。权氏一家两代三人之所以成名,得到世人的称颂,是因为他们毕生行医济世,有高超的医学技能,既拯救了无数患者,又为医学的传承和发展作出了贡献。

对于权氏三名医的认知,我与众人有着同感:秉性耿直、博学广识、医技高超、远近闻名。在三人中,我最相熟者唯权据经先生,二十世纪八十年代,我俩同为甘肃省人大代表,相处甚多,深感是位有识之士,确有手到病除之能。曾有过难忘的一天，即一九八九年正月在省城开会期间，我心脏病突发，一时无措。据经先生观之，当即出具药方，亲自抓药，亲自煎熬，对我十分的关照，当下饮之，次日再服一剂，只两剂痊愈。特别的感激，果真不是虚名，是实实在在的真本事。每到省城开会，慕名而来医病者甚多。

权氏一家两代三人成名，并非轻易所得，必然有他们艰辛的付出。首先是博览群书，攻读经史，精研《内经》《神农本草经》《伤寒论》《金匮要略》等经典。知识来不得半点虚假，没有深厚的医学功底，一切尚为空谈。勤于学习，善于辨治，是三人的共同特点。与常人读书之比较，他们的可贵之处更在于遵古而不泥古，古方新用，重经方而不排斥时方。

其次是重于实践的检验，每一病例，都有望闻问切之过程，反复研究，细细琢磨，总要得出个究竟，然后对症施治。特别是对于类似病患者，多有细节的不同，不一定每方都能起效，经多次检验，终以最适应之方治之。

再次是有雄厚的群众基础，其来源于"见人之疾，若己有之"的医德。凡是上门求治的患者，不鲜富贵，不嫌贫穷，皆以民生为重，毫不含糊，倾心施治，故深得群众敬仰。如今凡从医者若能遵循权氏之良风，尽心尽力，何愁百病不除。

年老体衰，力不从心，略述所知所想，以表刊刻之庆云。

张守纯

2023.10.1.

　　张守纪,1939年生,通渭平襄镇人。1958年参加工作,1962年加入中国共产党。历任通渭县政法委书记、通渭县人大常委会主任等职。

序　三

　　癸卯仲秋,吾邑奉德同仁携《陇上名医权氏医案辑稿》求余为序,使我惊喜不已,如此浩繁的资料,皆从民间相传,口述中得来,颇费苦心实属不易,权可慰权老先生在天之灵,故欣然承诺。此后,心情久久不能平静……

　　权老东园先生是我敬重的恩师;依经、据经是我亲敬的师兄。1962年中央下发了名医带学徒的文件,为落实此精神,通渭县文教卫生局把我从陇山工委调到通渭县人民医院中医门诊部工作,有幸为权老先生当学徒四年有余。此时,权老先生已是六十多岁的人了,其间亲聆先生讲解《黄帝内经》《伤寒论》《金匮要略》等中医经典,使我受益终身。更为重要的是,目睹了先生与同仁相处,有节有礼,谦诚友善的君子风范;视徒弟如子侄,待患者如亲人,授徒、诊病从无倦意,疗效出奇,老百姓敬之如神。

　　恩师东园先生,姓权,名执中,字政卿,东园、东垣是其号也,通渭县陇阳乡车家岔权家庄人。他自幼聪慧过人,过目不忘,有神童之称,十五岁对四书五经倒背如流,立志登科,报效祖国。但时值民国科举已废,兴新学,各地军阀割据,匪患乡间,民不聊生,生灵涂炭,见此情景,蓄发留辨,遂转攻医学,决心悬壶济世。自古有不为良相,便为良医之说,东园先生亦未出此轨迹。

先生由于经学底蕴深厚,加之天赋超人,29岁即名声大噪,求其治病,纷至沓来,门庭若市,20世纪40年代更是医名远播。后移居通渭县城东门外,土窑简檐,大门外低小的单扇木门,室内陈设简单寻常,可谓环堵萧然。尽管如此,为贫苦人家治病,从来不取酬劳,不收礼物,不论阴晴雨雪,昼夜节日,乃至身体不适,只要有人求诊,从不懈怠。恩师东园先生更不同于常人者,行医时,不畏权贵,济世怜贫,里人有口皆碑。

恩师东园先生教子有方,将依经、据经两个儿子均培养成悬壶济世的名医。尤其长子依经,所著《古方新用》《五运六气详解与运用》以及《中药汤剂煎服法》,生前身后声名已播海内外。恩师东园先生还是一位大孝子,师祖母仙逝,他庐墓三年,儒家文人风骨在先生身上体现得完美无缺,达到了修身、齐家、济世的最高境界,他老人家永远活在我的心中,永远活在世人的心中。

最后把话题再回到奉德同仁身上,阅读完《陇上名医权氏医案辑稿》,使我对奉德同仁刮目相看,将权氏父子三人之医案归纳整理成册,没有较深的理论知识和较多的医治经验是不可能完成的。我深感此稿之面世,其意义有三:

其一,颂扬先贤是后世之责,奉德同仁已率先践行了,如此义举,值得赞扬,此稿将有益通渭县中医药事业的传承与发展。

其二,值此中华伟大复兴之际,中医药发展迎来了前所未有的机遇,总结名老中医经验,发扬地方医疗特色,裨益临床诊疗,提高疗效,帮助人们认识中医,去除偏解偏见,使其回归到中华文化瑰宝之位。

其三,医事之业,上疗君亲,下救贫厄,故而医事最能体现两种责任。一是为人子者必尊孝道,能承担起应有的家庭责任;二是为国民者,必须懂得每个人都有应尽的社会责任。

此三则是吾序之至要,然一家之言,不敢强加,诚请同仁及读者批评。

中国中医药信息协会干支象数医学分会学术顾问
权东园先生愚徒 **车念祖**
2023 年 9 月 15 日

序　四

　　夫成天下矗矗之功者，非探赜索隐、钩深致远而不能也。一邦一域如是，一人一业如是，万殊莫不如是。我通渭旧称文物之邦，人文荟萃，著作林峰，然地处丝路要冲，辄遇兵燹之难，时或咎殃，频遭震旱诸灾，人物离散，文献凋零，留传至今者，百不存一。余尝留心邑先贤著作，散佚之巨，触目惊心。而尤可痛者，即偶存之片羽，抑或束之高阁，或秘之不宣，或杂诸尘埃之间，如任其置散，或亦难免劫厄。然则，孰能奋起而振之哉？

　　奉德乃我通邑杏林隽秀，半日临证半日读书，德业精进，声誉日隆。数岁前，有族伯进城就医，曰："有少年郎中在城某堂坐诊，医术高甚。"并娓娓细述诸种奇效。此盖余知奉德之始也。未几，与数邑贤闲谈，佥曰："奉德者，良医也。"某日，余适经奉德草堂，径往访焉。至其门，则人群熙攘，或立者，或蹲者，或坐者，或三五聚谈者，或孑身沉思者，俨然闹市矣。余甚怪之。询之，则四方慕名来就诊者也。入堂，则鸦鸦寂寂。一俊彦端坐乎其间，温文尔雅，静虑贯注，把脉临证，气定从容。此奉德也欤？余不忍分其心，遂默退，而窃喜病之有遇、人之有治也。余因知奉德乃良医之属也。

辛丑冬，余忽接奉德华翰，论邑人物掌故，颇多卓见。后鸿雁往来，谈古论今，受教匪浅。如《塔泥寺考》一文，廓清古寺千年敕建之谜，发前人未发之言，诚的论也。去岁余辑邑先贤著作，又启我良多。余乃知奉德亦学人之伦也。

壬寅秋，奉德函余曰："我通渭权东园父子医理广大精微，非独驰名陇上，诚有功于杏林者也。然医案存者寥寥，试敬辑之。"权氏乃我邑国医世家，父子相承，饮誉陇上。东园先生素与先仲曾祖尧墀公善，尝闻祖父缕述尧墀公与东园先生交游轶事。丙申秋，二老尝共赴定西专区卫生大会并受嘉奖，其后过从益密。先生于伤寒独有心得，组方严密，用药精湛，起死回生，直若通神。邑人之敬东园先生也，言之则恭，名之不讳，尊之如神。去岁秋，余辑通渭著述，读依经先生《古方新用》《五运六气详解与应用》，余虽不知医理，然词章之雅洁，理气之畅达，令人叹绝。至于据经先生，承父兄之业，不求闻达，潜心医术，德术兼隆之属者，详诸邑志，播诸众口，自不待余赘言。

然权氏世业今竟萧然矣。其学术虽载诸依经先生巨著、传之及门诸子，其医案亦偶见诸邑乘，然多已湮没无闻。故奉德是举诚有功于权氏术业而有补于乡邦文献者也。其功大矣！

今岁仲夏，奉德函示《陇上名医权氏医案辑稿》手稿，并嘱序与余。余以不谙医理却之坚。奉德曰："是编之旨，非敢谋私也，原为吾邑文献尽绵薄之力，为杏林存一家之言耳。君勿辞焉。"余与岐黄瞀盲何知？然是著辞雅旨深，体例缜密，权氏世业，于此可见全豹矣。斯亦探赜乡邦文献、钩沉先贤遗珠之盛事也，因识数语弁之简端，聊表钦敬之心兼志刊梓之庆云尔。

二零二三年岁次癸卯仲夏常如冰敬识于古平襄

常如冰，1984年生，字鉴清，通渭县常家河镇人。现任通渭县政府办公室主任，中华诗词学会会员，甘肃省作家协会会员。著有《秦嘉徐淑诗文论稿》《而立存稿》等著作。

编 辑 缘 起

通渭县名医辈出,著述亦丰,清朝乾隆年间有"陇右真儒"李南晖著《活命慈舟》《活兽慈舟》等医书。道光年间有医德高尚、医术精湛的景兆灵。自清已降,更出各家,县城有卢蔚滨、姜述祖、权东园"三先生"。各乡亦不乏名家,有崔静亭、刘子平、陈奉先、常尧堃等。新世纪以来,吾邑获评中医世家三门,甘肃省名中医一人,甘肃省基层名中医四人,全国老中医药专家学术经验继承工作指导老师一人。

然近世百年以来,尤以权氏为著,权依经著有《古方新用》《五运六气详解与运用》等著行世,影响颇著。然权东园、权据经两代名医无著述传世,我辈欲传先贤法脉,使后世医人邑人有所知,故辑录其医案以广其德其术。古人曾云,编书犹为前人续命,由是而观,让其永远活着,有何比此更久远,故而有此心焉。

组织编写以来,因记录较少,编者仅就可见之文献记录采摭而广论,又携众同仁访诸邑中耆老同行,凡有点滴资料信息者,又整理而发挥焉。权东园医案辑录自孙涤中先生跟师笔记并回忆整理,以及县编志书并搜罗于民间;权据经医案寻访于民间,虽只字片语,亦可一窥权氏伤寒之学;权依经医案辑录于《古方新用》。

第一章权氏生平概述,从其生平之侧面或可一览其成才之路,可知其学养之道。第二章权氏学术经验探析,是我辈后生在搜集整理过程中对其经验作的尝试性探讨,旨在抛砖引玉。第三章权氏医案荟辑,从邑志记载、民间搜集而成,缀以学习感悟为按语。第四章他山之石收录了有关权氏的诗、联、序言及评介、纪念、报道权氏等作,可作他山之石,为医道之一助。

在整理过程中,得到了权东园先生关门弟子孙涤中先生的嘉勉与帮助,先生以九十高龄之躯,不辞辛劳,热情指导,讲述跟师学习过程,回忆东园先生授课情景,提供当年学习笔记,并就记忆所及,亲自整理医案。千年暗室,一灯即明,传承于兹,斯可铭矣!藉此,对孙老谨致以最诚挚的谢意!

稿成付梓之际,承蒙原甘肃省卫生厅厅长刘维忠先生在百忙中赐序,权氏门人刘永丰老中医题词嘉勉,甘肃省基层名中医、通渭县人民医院原院长车念祖先生审阅并序。邑人张守纪老先生、常如冰先生嘉勉并序,张叔铭老师不时教诲并题写了书名,书法家王西光、冉万昌、张大发、刘小农诸先生题字鼓励,均为书稿增色不少,在此一一表示深切的谢忱。

因所访有限,本编之所呈,只是一星半点,挂一漏万之虞,在所难免,权作抛砖之引,以俟期后。因吾辈学识浅陋,错谬在所难免,祈望高明教之。

甲辰年秋月奉德识于草堂

目　录

第四章　他 山 之 石

第一章　权氏生平概述

清光绪十九年(1893年)《通渭县新志》中载有节难于同治之乱的陇阳名医王士龙。而陇阳镇车家岔村,更是吾邑名医辈出的地方,入选甘肃省中医世家的卢蔚滨中医世家、车玉俊中医世家都是从这里走出,而陇上名医权东园也是从这里走出。他们熟读四书五经,精研医学经典,立足临床,医名远播。著名经方家黄煌教授,于《经方传承的历史现状与前景》一文中,曾数举新中国成立初期国内经方家,甘肃省举权东园、裴慎为代表,从兹可见其影响。而关于他们的点点滴滴,邑人更是回味悠长……

一、权东园生平梗概

权执中(1900—1975)字政卿,号东园、东垣。通渭县陇阳权家庄人,后迁居通渭县城东门外。家中辟一竹园,先生撰联曰:"一片清贞留化名,千年朗节照薇垣。"又钦慕金元名医李东垣,故号东垣。又号东园者,城东竹园之谓也。先生以号行世,故今人只知其号,未详其名,编著时遵权依经先生所称"家父权东园",故仍以"东园"名之。

少年受学于邑举人卢敏、姜绍祖等师,读四书五经,立志登科。迨清朝末年废科举,兴新学,遂蓄发留辫,转攻医学。由于勤奋好学,很快成为邑中名医,求诊者盈门。1953年调通渭县人民医院中医门诊部工作,1957年任通渭县人民医院副院长。当时虽年近花甲,而精神健硕,诊病带教,无有倦容。特殊时期,中医门诊部撤销,即以年老为由,居家研医。他博览经史,对《周易》颇有研究;其于清代医家服膺陈修园先生,精研《内经》《神农本草经》《伤寒论》《金匮要略》等经典,擅用经方治病,遵古而不泥古,造诣精深,医技超人。精于辨证论治,对患者细小病变,皆能体察入微,故用药每能丝丝入扣,药少而治大病,胆大心细,药到病除。尤长于中风、伤寒,深得仲景之法。

民国十八年(1929年),通渭大饥,饿殍遍野,疫病蔓延,不少人束手待命。先生目睹惨景,不辞辛劳,半年时间,治愈30多位重危患者,顿时声名远播,一举成名。是时,年仅29岁。从此,求医问诊者纷至沓来,门庭若市。

先生不仅医术高明,而且对《易经》有相当研究,常与人谈易解惑。擅长赋诗撰联及书法,常应邀为乡友撰书寿联、喜联、挽联及匾额。曾为人书写榜书"抗义风清",潇洒风流,刚劲有力。抗日战争胜利后,关帝庙唱戏庆贺,权执中乘兴作联,曰:"普天奏凯旋,兴遇解围白马;全国醉歌舞,何妨痛饮黄龙。"拳拳爱国热情,溢于言表。对豪横之辈,性情倔强,傲骨凛凛。民国三十四年(1945年),曾有国民党军队过境,军官患病,令小校传诊。见其气势汹汹,即漠然置之,军官震怒,无理殴打,而先生终不为之诊病。义岗董家,称霸一方,曾请诊病,先生善巧方便,巧惩其恶。其不阿富贵、不畏强暴之气质,为人所称道。东园修养有素,不喜吸烟喝酒,善弈棋,喜戏曲,常坐街头观棋,或与人对弈,常兴不倦。每有戏剧演出,必前去观赏,对台上一板一眼,一招一式,皆有所评论,艺人亦敬之。

东园为人,恬淡清高,不慕富贵。矮墙陋屋,安居其间,不事修葺,自以为乐。常着粗布长衫,背负竹杖,往来于大街小巷。为人治病,敬老怜贫,从不受礼。是孙真人所谓之苍生大医,杏林楷模。

先生治学严谨,谙熟经典,授徒课子,一丝不苟。据孙涤中先生回忆,东园先生授徒时,先讲授经典原文,其次以理论法,以案阐理,引人入胜,每每回忆,仍觉津津有味。在旁及注家时,咸引陈修园先生之论,以为颇得仲景之旨。在其讲过后,要求学生向他回讲,以知其学习之程度。一回,孙先生回讲不下来,立刻受到东园先生严厉批评,自此,孙先生用功甚勤。

先生治医,法宗仲景。其得阴阳至理,重视人体阳气。先生治目疾,与诸医多用寒凉不同,辨证施治,辄用天雄散得效。喉科病亦如此,常以八味肾气汤加桔梗治虚寒喉痛,疗效甚佳。以此经验观之,颇受陈修园影响,修园曾谓"宁事温补,勿事寒凉"。退而思之,先生实得益于《易》,而明辨阴阳,深谙阴平阳密乃固之旨。

东园先生一生行医,多有奇验,每有年高者病危,皆欲过权先生之手而求安心,以此性命相托,足证百姓对其医术的信任。无怪乎1990年版《通渭县志·权执中传》曰:"其医技之高,转危为安之多,不仅全县医生无可比拟,而且在全省也不可多见。"其于门人弟子,倾心相授,多加指点。通邑至今事医而名者,或出权氏之门,或私淑权氏之脉,或曾闻学于权氏。每观通邑中医处方,悉守经典,无大方怪方之流,皆得益于权氏之影响也。先生育二子,取名依经、据经,平时严加督促,深得仲景之传,皆以医名世。

二、权依经生平小叙

权依经(1926—2010),先生祖籍通渭县陇阳权家庄,出生权氏国医之家,乃权东园先生长子。自幼颖悟,过目成诵。及长博闻强识,志在岐黄。早年就学于甘肃省中医进修学校,因其自小背诵中医经典多部,《伤寒论浅注》更是滚瓜烂熟,遂以优异成绩毕业留校任教,又于成都中医学院进修,后调任原兰州医学院任副教授。

授课时,多以儿时所悉之陈修园《伤寒论浅注》为解说,得心应手,深受学生欢迎,在甘肃中医界声望颇高。编者在甘肃省中医学校求学时,老师讲述先生当年师资班进修,在课间为同学讲述《伤寒论》,老师窗外闻之叹曰:"学生学已如此,何以教之!"遂名扬于校内。

先生治医,崇经典而多有发展。先生深得仲景之法,深谙六经辨证,方证对应,故能一方多用,著有《古方今用》。该著20世纪80年代出版后,即纸贵洛阳。后在新世纪被著名中医李可先生选入其主编丛书,复印刷多次,名家更是多引其论,影响至深。原甘肃省卫生厅刘维忠厅长对权依经及著作多有推崇,其云:"我曾给权老师抄过一段时间的方子,他的辨证极精,一个方五六味药,疗效极好。"

先生一生精研仲景学说,其苦心孤诣,研究填补了业界近世所忽视的对于煎服法的研究,著有《中药汤剂煎服法》一书。此著更是权氏于仲景学说研究的代表之一,在今天这样一锅煮的风气下,更显珍贵。我们在学习时,深感这一思想的重要。先生继承家学,深耕经典,无愧明医之谓。

而先生在时间医学方面研究颇深,以补前贤"学以不能致用"之憾,结合临证体验,著《五运六气详解与应用》一书,深获业界好评。该著被先生称之为"余一生之心血"。本着"以示其端"的初心,希冀"能因其示端而彰之",对疾病的预防和施治有着更精准的指导。

先生一生淡泊名利,终生探研医理,坚持临证。其云:"理尚岐伯理中推理理无尽,法遵仲景法外求法法无穷。"此盖先生一生学术之写照也。先生虽在省城,邑人至今回忆,仍然津津乐道。

三、权据经生平小叙

权据经(1933.1—2008.12),先生祖籍通渭县陇阳权家庄,出生平襄城东,系陇上名医权东园先生次子。

先生生于世家,幼承庭训,识字学文,医典而入,于陈修园先生著作尤为熟稔。及长受学,严父在堂,耳提面命,勤勉精进,于父亲口授心传下行医,精于伤寒,长于中风,善用经方,用药精纯。

先生一直在城关村卫生室任职,晚年居家行医。先生爱国人士,邑中名流,是政协通渭县委员会第一至四届医卫界代表,选为第六、七届甘肃省人大代表。以其精湛的医术,影响深远。不时有新疆、青海、内蒙古等外地患者闻名而来。于今时,每有长者述先生往事,仍然津津乐道,回味无穷。

从收获之医案医方来探,先生亦得家学所传,于仲景学说多有继承。其用方悉遵仲景法度,加减悉守《伤寒》立法,药专而效宏。如新疆一孩童患中风瘫痪,其父四处延医,久无疗效。慕名前来半年而愈,蹦蹦跳跳,高兴返疆。城关村中山社李某,因高烧住院七天,病情加剧,准备转省医院。亲友抬病人到他家,据经立开药一剂,五小时大泻,高烧渐退去。此皆得益于仲景之法也。

先生辞世后,各界挽曰:性耿医高,业操岐黄,因疾施治凭妙手;质朴颜和,钻研药理,依病处方留芳名。

第二章 权氏学术经验探析

权氏深耕经典,精研仲景学说,理论湛深,经验丰富,具有明显的学术特点,如权氏重视运气学说、重视中气与阳气、用方加减悉守经典等特点。我们在编辑整理过程中,就其学术经验,做了初步探析,缀于案前,权作引玉之砖。

一、权东园学术经验浅探

在搜集学习权东园经验过程中,发现其有独特的观点和鲜明的思想,今据志书记载医案医话医论以及民间搜罗轶事,就其思想从以下几个方面做一浅探。

(一)学宗仲景,善用经方

先生生于清末,初习举子业,故而由儒入医,事半功倍,有道是"秀才学医,笼子里抓鸡",所以志书载云"虽无名师引导,因天资聪明,勤奋好学,30岁即为通渭县著名中医"。自汉晋已降,仲圣伤寒一书被业医者视为珍秘,轻不视人,孙真人因云"江南诸师秘仲景方而不传",及至宋以来,朝廷校书刊行,医书才为世人所览,自此已降,而渐为医家之圭臬,故称之曰"启万世之法程,诚医门之圣书"。我师傅曾言四川有谚云"不读伤寒不为医"。由此可见其重要,权东园习医亦不例外,也是治伤寒为著。众所周知,先生二子行医皆以伤寒为著,长子权依经更是绍隆其学,饮誉业内,次子权据经立足基层,医名著于邑内。弟子孙涤中先生退休后执业于兰州东岗,善用经方,好评如潮。其晚年从学私淑者刘永丰先生,供职甘肃省中医院,退休后名医馆出诊,精研伤寒,擅长疑难,医名远播。车念祖先生,原任通渭县医院院长,获评甘肃省基层名中医,用药精而少,饮誉邑内。下面从孙涤中先生跟师回忆及笔记,来一窥先生其运用经方之功。

1964年通渭县毛店一教师、30左右,患下阴部疮疡,流黄水不已,东园老人以术附汤二十三剂痊愈。取温水暖土之法,脾肾双补之意。

秦安某患,胃病好长时间,很饿但是吃不多,经年治疗不效。求诊于权东园,先生诊后,开了一剂瓜蒂散,病人服后,吐了一脸盆痰涎。病人惊讶,自己肚子里能装这么多东西?随之其病如失。

一男子久痢,寒热剂不愈,治用理中加大黄而愈。通渭孔某患腋痛,发热痛不可忍,东园先生从少阳郁热论之,以小柴胡加栀子而愈。用葛根汤加白术、附片,治疗痔疮及中风诸证。用小柴胡与黄芪建中治疗瘰疬(鼠疮)。用大柴胡汤去大黄治疗实证心胃痛症。用桂甘龙牡汤治小儿惊狂。东园先生治医,大抵类此。

(二)精研《易》学,重视阳气

历来究医者,莫不于《易》有深研,更况孙真人《大医习业》中提出了欲为大医的必修中,《周易》亦是其中之一。盖先生从经学而入医,《易》为群经之首,先生自然对其有深耕。况《易经》之学,邑人自李公南晖后,受其影响,历来学习研究之风盛行。晚清自民国又有先生同乡王景曾公,乃通邑研《易》宿儒,不可谓不受影响。通渭县政协主编《通渭历史文化丛书》系列之《襄野群星》中这样说道

"深谙儒学的他,也对于影响了中医学发展的《易经》有着相当的研究,有人说起《易经》,不乏解惑释道"。又县政协主编《通渭历史人物丛书》系列之《艺林庶士》中言"先生不仅医术高明,而且对《易经》有相当研究,常与人谈易解惑"。足证先生精研《易经》,援易入医,尤其重视《易经》的重阳思想。在平时为别人撰写挽联时,亦自然的流露着他这种重阳思想,如为李南晖撰联"为千秋绵绝学,幽人贞吉先生训;留一线是微阳,享祀维馨后学心。"挽邑举人赵廷璧联"去矣先生,千秋绝学谁绵续;杳焉终古,一线微阳竟弗留。"都用一线微阳阐述生命之本真。这一丝真阳正是生命之大主,在东园先生的医案中,亦可窥得这一思想,如其在挽救惊厥病患时,用茯苓四逆汤急煎频灌,并云"挽得一丝真阳存之,便得救性命于乌有"。又治虚寒喉痛,常用"八味肾气汤"加桔梗。又有《论目疾》(题目系编者所加)云:"从来眼疾论纷纭,古有八廓并五轮,若是虚寒疼痛者,'天雄散'用确有功。"治疗目疾,一般医生按风火之症,多用寒凉药,独先生审证求因用热药。考诸经典,《灵枢·根结第五》:"太阳根于至阴,结于命门。命门者,目也。"张介宾注:"足太阳下者根于至阴穴,上者结于睛明穴,故曰命门者目也。"张志聪注:"命门者,太阳为水火生命之原,目窍乃经气所出之门也。"如是观之,先生用天雄散是立意在本,本于阴阳,而经有云"凡阴阳之要,阳密乃固。"先生不落窠臼,自是得益于《易》,而更彰《伤寒论》之功矣。

(三)近绍修园,推崇气化

先生治医,远承长沙,近绍修园,与其学说多有发展,先生生前未暇著述,其子依经多有继承,乃著《古方新用》、《五运六气详解与应用》。陈修园乃遵经派,其云"夫医家之于内经,犹儒家之于四书也。日月江河，万古不废"。其治伤寒，继承了张志聪主张的运气学说，更有发明，如其在《伤寒论浅注·凡例》中说张志聪张令韶"阐发五运六气、阴阳交会之理，恰与仲景自序撰用《素问》、《九卷》、《阴阳大论》之旨吻合，余最佩服。"更说"六经之本、标、中气不明，不可以读《伤寒论》"。以其著述颇丰，刊行较多，学习私淑者更广，于中医之发展做出很大贡献，而东园先生自然也受了修园先生气化学说的影响，在临证中便可见其思想。

如治兰州肢体瘫痪案，先生论乌梅丸云："服此方如太阳照射，水气上升，腾云致雨之象，故枯者复润，挛者复疏。"又如治一口唇糜烂症，施以五苓散，两剂而愈。因脾开窍于口，脾湿水盛而泛溢，故用五苓散通阳利湿而得效。又如一糖尿病患者，久治乏效，施以术附汤而愈。因脾主散精，今脾不能为胃行其津液，当反用燥热以助脾用。此皆得益于气化，盖五苓散原为太阳气化而设，术附之用，亦脾主散精之功也。

（四）执两用中，钦慕东垣

从先生所留医迹上我们无从探得这一思想的具体应用，但我们从其生平或可见于兹之一斑，先生名执中，字政卿，后来移居平襄，家在县城东门外。其在家中辟一竹园，自撰一联咏之"一片清贫留化名，千年朗节照薇垣"。其时先生起一别号，曰东园，又曰东垣。自此先生以号行世，故世人皆知有权先生东园（垣）者，未晓先生名字其谁。东园者，谓城东之有园也；东垣者，乃金元四大家李杲其号也。李杲，字明之，世居真定（今河北正定），因真定汉初为东垣国，故李杲晚年自号东垣老人。其提出了"内伤脾胃，百病由生"的观点，在学术上重视脾胃，故后世称其学说为"补土派"。今权先生本名执中，出《尚书》"允执厥中"，又《礼记·中庸》云："执其两端,用其中于民,其斯以为舜乎?"又号东垣,东垣学说重视脾胃,脾胃者土也,土也者,中也。由此可见先生在学术上亦受李东垣影响。因慕前贤,别号东垣焉。

以上仅是从现存关于权东园先生资料以及寻访知情故老所得轶事中总结的一星半点,权东园先生的学术思想远不止这些,但岁月久远,未得亲炙,难以概全,实为憾矣,如有新掘者,当补之。加之学识浅陋,难免有误,尚祈方家正之!或云:此为中医恒河中之一沙砾,何足叨叨?吾曰:先生之学,可为后学鉴,另属私心,乃为吾邑存一迹。

二、权依经学术经验探讨

权氏家学渊源深厚,先生20岁悬壶乡里,名噪通渭。早年又就学于甘肃省中医进修学校,深造于原成都中医学院。在医教之余,勤于笔耕,著有《古方新用》《中药汤剂煎服法》《五运六气运用与详解》等,先生医名隆盛,饮誉业内。今整理权氏医案,学习先生著作,就先生之学术经验作一探讨。

(一)精研伤寒,熟稔六经辨证

先生自幼从父学医,勤习经典,乃父深耕《伤寒论》,故于仲景六经辨证尤为得益。早年在教学临证之余,编《成方实验录》,为学生实习之助。先生临证,首重六经辨证,遣方用药,屡见奇效。例如一王姓患者,男,25岁,1973年4月18日初诊。该患者在3月前出差途中因车祸致头部受伤而发生右侧口眼歪斜,左眼闭不住,左前额纹消失,左口角漏口水,舌向右歪斜,左鼻唇沟消失,说话、鼓腮漏气,言语不利。经当地医院以祛风方药治疗无效,遂来兰诊治。辨证为因外伤致阳明经络受阻。方用葛根汤加减,服3剂后前额部开始出现皱纹,左眼闭合较前为好,面部自感较前柔和,继服上方。药后病情继续好转,故于原方增损,共服30余剂而病告痊愈。

此患者按中医内科学当归为中风病,然用祛风通络之剂未见其效,先生以六经为眼目,辨阳明经受阻,以葛根汤为用,愈其口眼歪斜,每览先生医案,未尝不慨然兴叹:其诡异莫辨乎!细思之,又合乎情理!

(二)古方新用,广论一方多途

20世纪90年代,春风习来,改革开放,先生用仲景方而治新患,一方多用,"异病同治",取效在证,先生遵经方而不斥时方,以开放的思想广仲景之法而著《古方新用》。诚如先生所谓:"余承家父五十年临床实践,又积三十余年应用其方治疗多种疑难病证而行之有效的经验,深感仲师组方严密、用药精湛,苟能领其旨,则能方、法活用,左右适宜,一方多用,无不获效。"先生于仲景学说,师古而不泥古。先生重经方而不排斥时方,如先生葛根汤案中,治疗前额黄水疮,加苍术、连翘;治疗外伤所致口眼歪斜病,加桃仁、当归;治疗膝关节肿胀加苍术、茯苓。因湿热、血瘀、湿盛之不同而辨证施治,未学前贤用经方不逾仲景雷池的狭隘。

先生将古方以新用,与时代接轨,做到了"守正创新,继承发展",每一方下面都有相应的西医学病名的具体应用,如桂枝汤方后就有其治疗后头痛、坐骨神经痛、疮疡、颈椎病、痫证、眼疾、腹股沟疝等13种病的具体法门。故于古方能一通百通者,皆明理之谓,非徒守经验之流也。

先生谨守病机,一方多用,"异病同治"。如桂枝加附子汤治疗一王姓患者左腰臀部疼痛放射至腘窝部。西医诊断为坐骨神经痛。患者舌尖红,苔薄白,脉滑。方用桂枝加附子汤加重芍药、炙草用量,9剂而愈。又一褚姓患者右下肢小腿腓肠肌疮疡经久不愈,周围青紫,无红肿,脉沉微,方用桂枝加附子汤水煎服10剂愈。

(三)苦心孤诣,独探煎服之法

先生一生研习仲景学说,不务虚名,但求实效。为此,先生苦心孤诣,研究《伤寒论》,独辟蹊径,从仲景煎服法而入,可谓独治冷门也。煎煮法不但是仲景学说的一大特色,更是我们中医药疗效的关键所在,为此先生综祖国医学的煎煮方法著《中药汤剂煎服法》一书,不仅详论操作之法,且对煎煮之原理有自己独到的见解,如小柴胡汤的具体煎服方法:以水(一斗二升)600毫升,煮取(六升)300毫升,去滓,再煎取(三升)150毫升,温服(一升)50毫升,日三服。先生认为少阳为半表半里之证,汗吐下之法均不适宜,故只取小柴胡汤以和解之。但本方中的药物之性能为柴胡走表、黄芩入里、半夏欲降,各行其道而不和。故去滓复煎,使其药性合而为一体,并无异同,不至于碍事。又和者非和于表,亦非和于里,而是和于中。故必煎至最熟,使药气并停胃中时许,随胃气敷布于表里,则表里之邪,不觉而消失。可惜,今天已经看不到这一特点了,取而代之的是千篇一律的一锅煎。影响疗效,这是肯定的。诚如先生言:"若在煎法和服法上不能如法,如应煎的时间少的煎的时间多、应煎的时间多的又煎的少,应热服的冷服、应冷服的热服,应食前服的食后服、应食后服的食前服,这也会影响疗效,这是病家的一个方面。"可以说先生的研究填补了这一领域的空白。

(四)勤于治经,详解五运六气

先生以《黄帝内经》运气七篇及古代天文知识为基础,系统整理五运六气的内容，聚心血以注释，以五运六气推算时令所用之方，充《体仁汇编》十六方，遵仲师"观其脉证，知犯何逆，随证治之"之法，以《黄帝内经》治药性味的配伍原则，结合临证体验建立经方与时令之联系增补三十余方。创立五运六气环周盘，将天人合一具体化，落到每一个方子的应用上，是初学五运六气遣方用药者的一条捷径。以先生五运六气环周盘推算2023年3月28日即癸卯年闰仲春，中运为火运不及，客运为少徵，主运为太角，阳明燥金司天，厥阴风木主气，其对应病证以胸胁满痛腹大溏泻为主，治法以温中助阳为要，代表方为桂枝人参汤。这与笔者在临床中发现脾阳虚的患者多的事实相吻合。若能读到此书，思过半矣！仲师在《金匮要略》曰："风能生万物，亦能害万物"；"甲子夜半少阳起，少阳之时阳始生，天得温和……"欲得精通仲景之法，运气学说必不可少。

（五）结语

权依经一生依《黄帝内经》运气学说，据六经辨证，重煎服之法，容时方之所长，接西方现代医学之轨，与时俱进，师古而不泥古，就古方以新用，做到了对仲景之法的守正创新和继承发展。权氏学术思想、用药思路对于当下的中医人仍具有参考意义，但目前对权氏及其著作的研究少之又少，愿能抛砖引玉，期待更多同仁进一步深入挖掘和研究。

附：权依经老中医应用古方经验管窥

高正星 ┃ 甘肃省榆中县中医院

甘肃省著名老中医权依经先生，20岁起悬壶乡里，名噪于通渭。其治学严谨，学验俱丰。尤其对仲师学术思想有较深的造诣，领得其旨,又集30余年应用其方治疗多种疑难杂证而行之有效的经验乃著《古方新用》一书。其内容新颖,贴近临床,具有科学性、实用性。正如先生所言:"若苟领其旨,则能法方活用,左右适宜,一方多用,无不获效。"对初学者大有裨益。现将先生活用古方的验案整理如下。

明辨经络,以经用药

权老临证,根据病情,辨证灵活,尤重经络,以经用药,屡建奇功。例如一王姓患者,男,25岁,1973年4月18日初诊。患者于3月前出差途中由于汽车发生事故致头部外伤而发生右侧口眼歪斜,左眼闭不住,左前额抬头纹消失,左口角漏口水,舌向右歪斜,左鼻唇沟消失,说话、鼓腮漏气,言语不清。经当地医院以祛风方药治疗数月无效,遂来兰诊治。辨证为因外伤致阳明经络受阻。方拟葛根汤加减:葛根12克,麻黄、桃仁、当归、生姜各9克,桂枝、白芍、炙甘草各6克,大枣4枚。水煎分2次服。服3剂后前额部开始出现皱纹,左眼闭合较前为好,面部自感较前柔和,继服上方。三诊:药后病情继续好转,原方略事增损共服30余剂,闭眼自如,前额抬头纹恢复,口亦不歪,语言清晰,吃饭喝水如常,病告痊愈。停药观察数月,再未复发。

笔者以本方合牵正散加减治疗中风初起,邪在经络,兼有表证之单纯性面神经麻痹,面神经炎,亦屡屡奏效。

注重脏腑,表里兼治

权老学而不厌,诲人不倦。常孜孜不倦地教导说:"业医不识脏腑经络,张口动手便错。"中医贵在辨证,辨邪居何脏何腑,根据表里关系,在治疗上也可互治或兼治,多能出奇制胜,使阴平阳秘,精神乃治。曾治李某,男,46岁,1978年12月6日就诊。患者左侧偏头痛3月余,疼痛为发作性胀痛,伴有恶心,视物不清及头晕,但眩晕时周围屋物不转,时作时止。似与情绪有关,每当精神紧张或心情不舒畅时易发作。舌边尖红,苔薄黄,脉弦细。中医诊断为少阳头痛。法当和解少阳。方选小柴胡汤加减:柴胡24克,半夏、茯苓、葛根各12克,党参、生姜各9克,大枣4枚,甘草6克。水煎分2次服,3剂后头痛止,眩晕停,但视物仍觉模糊,视力容易疲劳。舌尖红,苔薄白,脉弦细。此乃肝血不足,故又改服逍遥丸调治半月,病蠲。

少阳经循行头之侧,偏头痛当属少阳经病变,故用小柴胡治之,而头痛自止。后改服逍遥丸者,以肝胆相表里,两者在病理上常相互影响。表里兼治,而获捷效。

气血双补,侧重于气

气与血,一阴一阳,阴阳相随,相互资生,相互依存。故有气为血帅,血为气母,气行则血行,气滞则血凝之谓。权老亦认为"有形之血生于无形之气"。对气血虚弱的患者,往往选用补气生血之剂,使气旺血生,阳生阴长。曾治乔某,女,48岁,1975年4月9日初诊。患者流产后阴道流血,淋漓不断,已延月余,血色鲜红,无血块。伴面色苍白,疲乏无力,食欲不振。舌淡苔薄白,脉结代无力。脉症合参,辨为气血双虚。治当气血双补,益气生血。方选内补当归建中汤加减:当归12克,白芍、生地各18克,桂枝、生姜各9克,阿胶(烊)、炙甘草各6克,大枣4枚。水煎分2次服,3剂后阴道流血停止,余证尚存,继服上方3剂,以巩固其疗效。

小建中汤以建立中气,使气旺血生,源泉不竭,血液得以统摄而不妄行,则流血自止。加阿胶、生地,使已亏之阴血得以补益,则源清流节,故病自愈。

谨守病机,一方多用

权老潜心研究仲景学术思想,刻苦磨砺,融会贯通,深得其旨,则能法方活用，左右适宜，一方多用，无不获效。如活用乌梅丸治疗巅顶痛、脑震荡头痛、偏头痛、高血压、奔豚气、痛证、眼疾、失眠证、咽部疼痛、疟疮、手心起硬皮等10余种内科杂证。证虽各异但病机相同，一方统治之，皆能取效。

曾治莫某，男，48岁，1978年10月16日初诊。患者半年来自感头顶疼痛，痛如针刺。伴视物模糊，劳累后加重，手足心发热，烦躁易怒，舌质暗，苔薄白，脉弦细。辨为巅顶痛。证属肝阴不足，阴血不能上荣经脉所致。治宜滋肝阴，养阴血。方拟乌梅汤：乌梅15枚，黄柏、党参、桂枝、细辛、附子各3克，黄连8克，干姜4.5克，花椒、当归各2克。水煎分2次服。3剂后头痛减轻，但视物仍模糊，舌脉同前。守方再服3剂。三诊时头已不痛，视力好转，自感头脑较前清爽，继服上方3剂，以善其后。

厥阴之脉达巅顶，肝阴不足，阴血不能荣于上，故见头痛，视物不清。《金匮要略》云："夫肝之病，补用酸，助用焦苦，益用甘味之药调之。"乌梅丸正合此意，其并非单纯驱虫之剂，而是厥阴经之总方。故用本方补肝之体，则诸症自除。

三、权据经用方浅议

先生业医于邑，医名隆盛，邑人皆知其方简效宏，同仁皆知其医步长沙，善用经方，理法莫不出自经典。生平着力以治伤寒为著，今借整理《陇上名医权氏医案辑稿》之缘，意外收获其遗方数则，细细研习，颇具寻味，故不揣鄙陋，试为之浅析其方，以探权氏于伤寒之功，使后之来者，有可鉴焉，有可省焉。

先生处方未载原始病症舌脉，以及辨证理法，只有处方。故未可知悉当时经过,只能以方测证,大胆析探,末学学力有限,纰漏在所难免,如有谬处,祈望高明谅之,如能有以教焉,则余额手所庆!

(一)小柴胡汤加减方

方1辑录:柴胡24克、半夏12克、桂枝9克、干姜8克、五味子12克、茯苓12克、甘草9克,2剂。该方为小柴胡去黄芩、党参、生姜、大枣,加桂枝、干姜、五味子法。

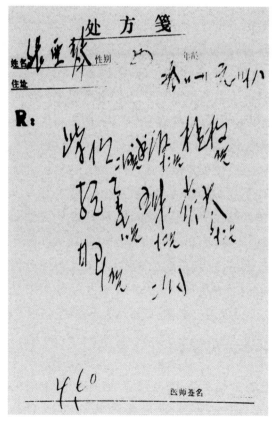

处方1

以方测证：小柴胡汤历来被医家重视，有以该方加减化裁而应万病者，取其和也。余意不然，该邪之来者，即邪之出路也，小柴胡汤亦为去邪达外之剂也。从该方加减来看，患者张某或是外感少阳证兼有太阳微热，又伴有咳嗽，小便不利之症。我们就此试复经文："伤寒五六日，中风，往来寒热，胸胁苦满，嘿嘿不欲饮食，心烦喜呕，心下悸，小便不利，不渴，外有微热，咳者，小柴胡去黄芩、党参、生姜、大枣，加桂枝、干姜、五味子主之。"

仲圣法度：仲景小柴胡汤七加减法中，五、六、七加减法，正是此方。其云"若心下悸，小便不利者，去黄芩加茯苓四两；若不渴，外有微热者，去人参，加桂枝三两，温覆微汗愈；若咳者，去人参、大枣、生姜，加五味子半升，干姜二两。"（《伤寒论》）

权氏论述：少阳主半表半里，凡病邪从外来的须从外出，故用柴胡从少阳以达太阳；半夏启阴气上升，阴阳相济，有除病邪之力量；少阳病为火病，故用黄芩以解火邪；甘草、人参、大枣健强脾气，使病邪由内达外；生姜发散宣通，合而为使病邪由内达外的方剂。心下悸、小便不利，是肾阴上乘，积水在下，故去黄芩，恐苦寒以伤心火，再加茯苓保心气以利水。不渴、外有微热，是病邪尚在表，所以不需生津的人参，应加入解外的桂枝，再取微汗而可。咳，是形寒伤肺，肺气上逆，故用干姜之辛温以温肺，五味子收敛以降逆气。但凡咳则去人参，这是张仲景的善用方法，他既用干姜之温，就不用生姜之散；既用五味子的敛，就不用大枣的缓。（《古方新用》）

（二）小青龙加减方

方2辑录：桂枝9克、茯苓12克、杏仁9克、干姜9克、白芍12克、甘草12克、细辛9克、半夏12克、五味子12克，3剂。该方是小青龙汤去麻黄加茯苓、杏仁法。

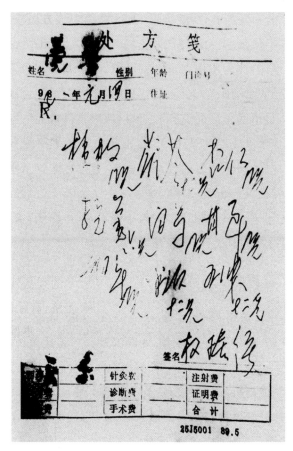

处方2

　　以方测证：小青龙汤大多医家认为"治喘神剂"，而此喘乃外寒束表，里饮迫肺之寒饮证。从该方加减法看，患者党某或患咳喘之症，咳喘表现明显，又有小便不利、少腹满的兼证。我们就此法试复经文或为"伤寒表不解，心下有水气，干呕发热而咳，小便不利，少腹满，喘者，小青龙去麻黄加茯苓杏仁汤主之"。

　　仲圣法度：在仲景小青龙汤五加减法中，四、五加减法正是此

方。经云"若小便不利,少腹满者,去麻黄,加茯苓四两;若喘,去麻黄,加杏仁半升,去皮尖。"(《伤寒论》)

权氏论述:此为寒伤太阳之表不解,而动其里水。方用麻、桂从太阳以祛表邪,细辛入少阴而行里水,干姜散胸中之满,半夏降上逆之气,合五味子之酸、芍药之苦以取酸苦涌泄而下行;既欲下行则仍用甘草以缓之,使药性不暴,则药力周到,能入邪气、水饮互结之处而攻之,使无形之邪气从肌表出,有形之水饮从水道出,邪气水饮一并而清。若噎、若喘,是水气之上而不下,故亦去麻黄之升与表,加附子、杏仁以归降之;若小便不利、小腹满,去麻黄之发散,加茯苓之渗以利之。(《古方新用》)

(三)黄芪建中加减方

方3辑录:茯苓12克、半夏12克、黄芪9克、桂枝9克、白芍18克、生姜9克、炙甘草6克、胶饴24克,2剂。该方是黄芪建中汤去大枣,加茯苓、半夏法。

以方测证:黄芪建中汤乃仲圣虚劳诸不足之较轻者,重者用薯蓣丸。由此可知李某乃肺病虚损证,从去枣,加茯苓、半夏可知,有气短胸满、腹满的表现。我们就此法试复经文"虚劳里急,诸不足,气短胸满,腹满,黄芪建中去大枣加生姜、茯苓半夏汤主之"。

仲景法度:黄芪建中有三加减法,而权氏此方,乃全法的呈现。经云:"虚劳里急,诸不足,黄芪建中汤主之。于小建中汤加黄芪一两半,余依上法。气短胸满者加生姜;腹满者去枣,加茯苓一两半;及疗肺虚损不足,补气加半夏三两。"(《金匮要略》)

权氏论述:虚劳里急是里虚脉急,诸不足是五脏阴阳精气俱不足。阴阳俱不足,若单补阴则阳脱,若泻阳则阴竭,故当调以甘药。

用小建中汤之饴糖、甘草味甘，以建立中气；又有桂枝、姜、枣辛甘，以宣发上焦阳气；以芍药苦泄，以泄木；加黄芪，以补虚塞空，实腠通络。使阴精阳气得以恢复，则虚劳诸不足之症自愈。若气短胸满，再加生姜9克；腹满，去枣，加茯苓4.5克，并疗肺虚损不足；补气加半夏9克。(《古方新用》)

处方3

(四)总结

明代医家《医学入门》的作者李梴认为："与其方多而不效,莫若方少而意深。"又如清代医学家陈修园认为："方不在多,贵乎加减得法。"《伤寒杂病论》就是一部方少而意深,加减得法,示人规矩的经典名著,故千百年来,深受中医人的推崇,目为医门之圣。

从上面三张处方的析探可知,权据经临证,悉守仲景法度,加减应用,可谓是法度森严,由此即知,权氏幼承庭训,在乃父的教导下读书研习,继承了权东园的医学思想,即经方医学体系,熟练地掌握了六经辨证与脏腑经络辨证。我不敢谓当下的经方运用中没有这样的法度,但可以放心地说,我们要学习前辈这种治学精神,这种用方法度。故用方加减,贵乎得法。我们尽管都很会加,但是会减吗?这是值得思考的。加减,是共存的,但是业内却很少有这样的法相庄严,之所以一方会有二三十味药,甚至四五十味药,我想就是忘却了仲景"若能寻余所集,思过半矣"的苦心。权氏两代父子三人皆成名医,这说明他们每一个都立足经典,感悟经典,于仲景法脉,独得心传。每每力挽狂澜,解苦除厄,永远地活在人民心中,由此可窥其治学治医之径。我们怀念先生,赞叹先生;赞叹仲景,赞叹经典。

编者感曰:家学深厚,克绍箕裘,医誉通邑平常事;国医世家,伤寒名世,术精岐黄今堪忆。

第三章 权氏医案荟辑

此录收集于地方邑志、医家记忆、患者回忆,以此点滴之经验,亦可见权氏之学,或为文献计、或为中医计,苟能有一二裨益于同仁,广闻于方家。则此录之编,幸甚至哉!

一、权东园医案拾遗

1990版《通渭县志》所载三案,原为传记中所述,只字片语,亦难能可贵;又载医论医话一则,尤显珍贵。编著时题目为编者所加。

(一)新汲水案

垂危伤寒病势急 东园巧用新汲水

1990年版《通渭县志》原载:20世纪50年代,他用新汲水治愈一垂危伤寒病者,至今传为佳话。

编者按:新汲水就是新打的井水,甘平无毒。李时珍《本草纲目》云:"主治消渴反胃,热痢热淋,小便赤涩,却邪调中,下热气,并宜饮之。射痈肿令散,洗漆疮。治坠损肠出,冷喷其身面,则肠自入也。又解闭口椒毒,下鱼骨哽。解马刀毒。解砒石、乌喙、烧酒、煤炭毒。治热闷昏瞀烦渴。又虞抟曰:新汲井华水,取天一真气,浮于水面,用以煎补阴之剂,及炼丹煮茗,性味同于雪水也。"孙思邈《千金方》载呕吐阳厥卒死者:饮新汲水三升佳。

这里资料极少,难以测知当时的垂危伤寒患者。但根据新汲水的性味应用治其患高热,我们又从其垂危知其为神昏者。夫《内经》有云:"今夫热病者,皆伤寒之类也。"无独有偶,云南名医吴佩衡先生就有类似的医案,我们一起回味一下,权先生是否当时亦是如此场景呢?

附:《吴佩衡医案》之瘟疫病热盛逼阴证

张××,男,川北人,年二十二岁,在四川省会理县北街参将衙署充当军士。1921年3月,值瘟疫流行,被染者多,渠亦被传染而发病。发高热已十日,延余往诊,刚到该处,见另一军士搀扶病者出门外小解,小便清长如水,旋即目珠上视,其势欲脱。速诊其脉,沉数而细,唇焦口燥,苔黄黑而起刺,以手试之,则口气蒸手,仓促之时,药石不济,恐阴液脱绝,急以冷水灌之,连喂二碗,目珠始返回如常,神识转清。询及由来,始知病已十日,壮热烦渴,大便不通,小便短赤,曾服发表退热药数剂,汗后身热不退,反见溺多清长。又述及前有两个军士,同患是病,发表之后,亦见小便清长,旋即死去。此系邪热内盛,复被发表劫汗,重伤阴液,逼阴外脱之险象,幸喜急灌冷水以救之,水源不枯竭,真阴未致立亡,急宜凉下以救真阴,主以承气白虎汤治之。(编者按:详见该书)

(二)乌梅丸案

四肢瘫痪久枯萎　东园妙施乌梅汤

1990年版《通渭县志》原载:兰州一回民患四肢瘫痪症,以至枯萎,久服中、西药无效,欲送兰州陆军医院动手术。经人介绍,求治于他,一经诊断,病情大白,服用乌梅汤,仅半月痊愈。人问其理,他说:"此血枯筋挛,肝失所养。服此方如太阳照射,水气上升,腾云致雨之象,故枯者复润,挛者复疏。"

编者按:东园弟子孙涤中先生,跟师凡13年之久,他的笔记记录了该案的本末,为我们揭开了当年真相。

笔记载:1966年冬,东园先生在兰治一高姓男子,其双足屈而不伸,赴医院就医,然治后,常伸不直。诊曰"必施手术",病者惧怕残疾而求治于东园夫子,夫子以疼症之主方瓜蒌桂枝汤、葛根汤、八珍汤等方服50余剂,1967年夏,基本治愈,又以乌梅丸18剂收功。至八九日,病人已可骑车29余分钟。"

初见此案,只觉东园先生手眼非常,匠心独运。从兹原始记录可见,初以发散风寒、解肌舒筋之法,后以大补气血,温养筋骨之剂,最后以乌梅荣筋收功。就权氏所论可知,权氏治伤寒,亦重气化学说,乌梅丸原系厥阴主方,从条文我们并未知有此等功效,然权氏精研易理,可谓是神仙手眼。盖厥阴者,阴尽阳生之际,借此生生之机以助生命之生,盖有形之体生于无形之气也。此盖借天地之道以助生命之道,是枯木逢春之法也。乌梅丸方谨据《古方新用》备于后。

附:乌梅丸(汤)(《伤寒论》)

【组成】 乌梅三百枚(100枚),细辛六两(18克),干姜十两(30克),黄连十六两(48克),蜀椒四两(12克,去汗),当归四两(12克),桂枝六两(18克,去皮),附子六两(18克,炮),人参六两(18克),黄柏六两(18克)。

【用法】 共为细末,炼蜜为丸,九克重,每服一丸。若用汤剂,按上量取六分之一,水煎二次兑匀,分二次温服。

【主治】　伤寒、脉微而厥，至七八日肤冷，其人躁无暂安时者，此为脏厥，非蛔厥也。厥者，其人当吐蛔，今病者静而复时烦，此为脏寒。蛔上入膈故烦，须臾复止，得食而呕又烦者，闻食臭出，其人当吐蛔。蛔厥者，乌梅丸主之。又主久利方。

【方解】　本方为治厥阴之总方。方中乌梅酸平入肝，纳气补体；当归苦温入肝，养血通经；人参甘寒益脾阴；干姜辛温补脾阳；黄连、黄柏苦寒入心降火，以温下寒；蜀椒、桂枝焦辛入心，补阳气、散寒水；细辛辛香，交通上下；附子入肾暖水脏。味备酸甘焦苦，性兼调补助益，为统治厥阴病之方。

(三)小柴胡汤案

水肿病易医无效　小柴胡大显奇功

1990年版《通渭县志》原载：县城有一水肿患者，曾换两位中医，皆用小青龙汤、五皮饮、术附汤等，久服无效。第三位医生拟用木防己加茯苓芒硝汤作釜底抽薪法治疗，向他请教，他切诊后改服小柴胡汤加减二剂，即水消肿散。他说："有固定的药方，无固定的治法，故医者不仅要遵其方，更要通其法，灵活运用。"

编者按：谨据《古方新用》节录权氏用小柴胡治水法：

1.加减法中：心下悸、小便不利，是肾阴上乘，积水在下，故去黄芩，恐苦寒以伤心火，再加茯苓保心气以利水。

2.脑积水条下：治疗时，于上方(编者按：小柴胡汤)中去黄芩加茯苓，取其少阳主三焦，而头属上焦范畴，使上焦得通，津液得下之意。加茯苓者，一取其降，二取其淡渗利水的作用，因气行则水行；去黄芩之苦寒，恐其阻阳气之运行。

又按：从上可见，权氏谨遵仲圣意，治水去黄芩加茯苓乃是恒法。以编者度之，其意更深，《素问·五藏别论》曰："脑、髓、骨、脉、胆、女子胞，此六者，地气之所生也，皆藏于阴而象于地，故藏而不泻，名曰奇恒之腑。"少阳与脑同居奇恒之腑，少阳不独为三阳之枢，更为一身之枢，此盖少阳之特点也。在此之外，该例患者尚具少阳之证，才符合仲景"观其脉症，知犯何逆，随证治之"十二字心法，如治水皆以此，则又流入经验之流了。

后附《古方新用》所载小柴胡汤全文。

附：小柴胡汤(《伤寒论》)

【组成】　柴胡半斤(24克)，黄芩三两(9克)，人参三两(9克)，生姜三两(9克，切)，半夏半升(12克，洗)，甘草三两(9克)，大枣十二枚(4枚擘)

【用法】　水煎去渣，再煎服。

【主治】　少阳发热，口苦，咽干，目眩，耳聋，脉弦者。又太阳、阳明二经发热不退，寒热往来。

【方解】　少阳主半表半里，凡病邪从外来的须从外出，故用柴胡从少阳以达太阳；半夏启阴气上升，阴阳相济，有除病邪之力量；少阳病为火病，故用黄芩以解火邪；甘草、人参、大枣健强脾气，使病邪由内达外；生姜发散宣通，合而为使病邪由内达外的方剂。

若胸中烦而不呕者，去半夏、人参，加栝蒌(瓜蒌，编者注，下同)实一枚(18克)。口渴，去半夏，加人参合前共四两半(15克)、栝蒌根四两(12克)。腹痛，去黄芩，加芍药三两(9克)。胁下痞硬，去大枣，加生牡蛎四两(12克)。心下悸、小便不利，去黄芩，加茯苓四两(12克)。不渴、外有微热，去人参，加桂枝三两(9克)，盖被取微汗。若咳，去人参、大枣、生姜，加五味子半升(12克)、干姜二两(6克)。

胸中烦，是邪气内侵，心为热扰，故去半夏之燥；不呕，是胃中和而不虚,故去人参之补,加栝蒌实之苦寒以导热下行。口渴,是胃中燥气盛,故去半夏之辛燥,加重人参量以生津,再加栝蒌根以清热生津。腹痛,是脾阳为邪所阻,脾络不通,不通则痛,故去黄芩之苦寒,加芍药以通脾络,脾络通则痛止。胁下痞硬,是肝气不舒,故加生牡蛎以软坚除痞,又去大枣之甘缓,欲其速效。心下悸、小便不利,是肾阴上乘,积水在下,故去黄芩,恐苦寒以伤心火,再加茯苓保心气以利水。不渴、外有微热,是病邪尚在表,所以不需生津的人参,应加入解外的桂枝,再取微汗而可。咳,是形寒伤肺,肺气上逆,故用干姜之辛温以温肺,五味子收敛以降逆气。但凡咳则去人参,这是张仲景的善用方法,他既用干姜之温,就不用生姜之散;既用五味子的敛,就不用大枣的缓。

(四)术附汤案

定西人消渴久延　权东园助脾散精

《艺林庶士》原载:定西一糖尿病患者,久不愈,施以术附汤而得效。因脾不能为胃行其津液,当反用燥热以助脾用。

编者按:观前辈此案,精彩绝伦。今云糖尿病者,古之消渴是也,又脾瘅是也。《素问·奇病论》:"有病口甘者,此五气之溢也,名曰脾瘅。夫五味入口,藏于胃,脾为之行其精气,津液在脾,故令人口甘也。"其病之治,《内经》提出"治之以兰,除陈气也"。今权氏治之,并未治之以兰,乃从气化而入手也。《黄帝内经》云:"饮入于胃,游溢精气,上输于脾,脾气散精,上归于肺,通调水道,下输膀胱,水精四布,五经并行。"今先生方中用附子温坎水,白术变中。水脏、中焦得暖则清气升,浊气降,陈气自除,如此"水土合德,世界大成矣"(郑钦安语)。

附:术附汤(《医宗金鉴》)

【组成】 白术一两(30克),熟附子三钱(9克)

【用法】 水煎二次兑匀,分二次温服。

【主治】 脾阳遏郁而自汗,以及寒湿相搏,身体疼痛。

【方解】 方中附子温阳,白术燥湿。二药合用为温阳燥湿的方剂。

(五)五苓散案

榜罗妇口唇糜烂 五苓散两剂痊愈

《艺林庶士》原载:榜罗妇人患口唇糜烂症,施以五苓散,两剂痊愈。因脾开窍于口,脾又主湿,今湿盛而水气泛溢,故以五苓散通阳健脾除湿得效。

编者按:盖脾主湿,又喜燥恶湿。脾者,土也。水湿停滞,中焦不运,影响君相二火往来,气化失常,邪即自有外出之征。盖脾窍者,口也;其华者,唇四白也。今处以五苓散者,以其力能恢复太阳气化故也。气化复常,日照其地,水湿蒸腾,喜润者润,喜燥者燥,此吾中医之治病求本之道也。

在整理权氏医案的过程中,我们每每感受到权氏在临证中重视气化,而气化学说也正为修园先生所推重,如其在《伤寒论浅注·凡例》中说张志聪张令韶"阐发五运六气、阴阳交会之理,恰与仲景自序撰用《素问》《九卷》《阴阳大论》之旨吻合,余最佩服"。如是看来权氏之学确受修园先生影响甚深。而清代著名医家郑钦安先生更是明确地提出"气化乃一部《伤寒》书的真机"。

谨遵《古方新用》备五苓散于后。

附：五苓散（《伤寒论》）

【组成】 猪苓十八铢(6克)，泽泻一两六铢(9克)，白术十八铢(6克)，茯苓十八铢(6克)，桂枝半两(1.5克)。

【用法】 水煎二次兑匀，分两次温服。若用散剂，将上药为末，每服3克，开水冲服，服后多喝开水，汗出则病愈。

【主治】 外有表证，内有蓄水，头痛发热，渴欲饮水，小便不利或水入则吐；或呕吐泄泻；或水肿，小便不利；或痰饮，脐下动悸；或吐涎沫而眩晕者。

【方解】 本方是化气行水之主方。方中茯苓、猪苓、泽泻皆属化气之品，使气行则水行；白术以健脾除湿，脾健则能散精而水精四布，使新入之水不致蓄而成灾；桂枝以解表邪，并多喝开水以助之，则表里通而各症自愈。

（六）甘露消毒丹案

老人病危求放心　东园甘露起沉疴

"通渭历史文化丛书"《襄野群星》卷载：1952年，一位面色蜡黄、体虚异常、不思茶饭的襄南老人自知时不待日，只抱着"过过权先生的手就死心了"的想法求治于东园，东园处以"甘露消毒饮"三大剂，患者服后不久即黄退进食，几日内便恢复了健康，老汉跪倒连呼救命恩人。

编者按：此案颇合长者传言，年长者皆有此类传述，言病危者好不好，过了权先生的手就安心了。如此性命相托，足证其医疗水平在人心目中的位置，实在是令人赞叹不已！甘露消毒饮出《医效秘传》，于王孟英《温热经纬》发挥后，始为广传。从面色蜡黄、体虚异常、不思茶饭为症，以甘露消毒饮治愈，以方测证，患者大抵是湿温证,以现代医学论之,可能是急性黄疸肝炎之类。

附:甘露消毒丹(《温热经纬》,又名普济解毒丹)

【组成】 滑石十五两(45克),茵陈蒿十一两(33克),黄芩十两(30克),石菖蒲六两(18克),木通、川贝母各五两(15克),射干、连翘、薄荷、白豆蔻、藿香各四两(12克)。

【用法】 原为丹剂备用。或生晒研末,每服三钱(9克),开水调下,或神曲糊丸,如弹子大,开水冲服6~9克,日二次。若用汤剂,将上量水煎二次兑匀,分二次温服。

【主治】 湿温时疫,邪在气分,湿热并重,身热困倦,胸闷腹胀,无汗而烦,或有汗而热不退,尿赤便秘,或泻而不畅有热臭气,或咽痛颐肿,斑疹身黄,舌苔黄腻或厚腻。

现代临床常用于急性胃肠炎、肠伤寒、急性黄疸性肝炎、急性胆囊炎、尿路感染等证属湿热并重者。

【方解】 方中重用滑石、茵陈、黄芩三药为君,其中滑石清热利湿而解暑;茵陈清热利湿而退黄;黄芩清热燥湿,泻火解毒,三者相伍,清热利湿,两擅其长。以石菖蒲、藿香、白豆蔻、木通为臣,石菖蒲、藿香辟秽和中,宣湿浊之壅滞;白豆蔻芳香悦脾,令气畅而湿行;木通清利湿热,导湿热从小便而去。热毒上壅,咽颐肿痛,故佐以连翘、射干、贝母、薄荷,解毒利咽,散结消肿。诸药相合,重在清热利湿,兼事芳化行气,解毒利咽。使湿邪得去,毒热得清,气机调畅,诸证自除。

(七)茯苓四逆汤案

拾粪人惊吓而死 权先生妙手还阳
董映川讲述,编者整理

话说是20世纪50年代中期的一个深秋,县城郊生产队的一位农民，在一个寒冷的凌晨，天还蒙蒙未亮，进城为生产队拾粪，直去原县人民医院(现康馨家苑)南侧约距县人民医院大门50米处的公厕拾粪。和往常一样，他急匆匆入厕摸黑猫腰铲粪，依然未见异常，当铲了一铁锨粪装入筵筐内，直起腰时头竟然遭到了撞击，这时天色渐亮，他抬头一看，一自缢之人悬挂在厕所房顶的檩子上，见状惊恐万分，霎时昏死在了地上；不一会，另有欲方便者如厕，见地上躺有一男性，房上悬挂一男性，立刻急促呼唤躺着的男性，竟无任何反应，便赶紧唤人先将躺着的这位速送至县人民医院。将刚才之事诉说了一遍，似乎此人已无生命体征，众医束手，咸推权先生救之，只见权先生先望其色，后诊其脉，知有一息尚存，径书茯苓四逆汤急煎急灌，频频灌之。不一时，便有了呼吸，汤药不辍。又过一时，这人便醒神过来了，环顾而曰：这是做甚？围人答曰：你从鬼门关走了一遭，是权先生把你救活了，你这一遭，可是吓坏了众人。这时他才回神过来便把上述经过讲了一遍。权先生嘱曰："为你再开两剂，回去之后再服，一日一剂，今日就不必服了，如有不适，前来诊治，如无碍就不必来了。"事后众医问曰："权家爸，这样患者，在急切之间，如何诊之？救之？"权先生答曰："尔等究医不详，观其人面青，青主惊风与寒痛，岂不闻《内经》有云'恐伤肾'，今日之救，惟有速补肾气，以固阴阳，挽得一丝真阳存之，便得救性命于乌有！习医之道，要在经典上多用功。"众人闻之曰：善！

自此之后，县域之人众皆传权先生能起死人。奉德赞曰：拾粪人惊吓而死，权先生妙手还阳。

编者按：后研读权依经《古方新用》，本案载茯苓四逆汤后，与传述基本相同。尊重原著，原案附之，名曰少阴惊厥案。

王××，男，23岁，通渭县人，农民。1955年9月12日初诊。

患者于清晨掏大粪时，见有人上吊于厕所内，立即被吓死于地。当时患者四肢冰凉,面色发青,呼吸微弱,脉摸不到。当地老中医认为无脉为不治之症,不予用药。余思良久,认为患者因惊恐所得,惊则伤心,恐则伤肾,而心主血脉,致使心肾不交而无脉。

方用本方以救急:附片3克,炙甘草6克,干姜4.5克,党参3克,茯苓18克。水煎分二次服。二剂。

二诊:患者服二剂后,神志清醒,四肢转温,脉已出。但又出现腹泻、失眠二症,此为心肾病及肝所致,又用乌梅汤二剂。

三诊:患者服上药后腹泻止,舌苔转黄,心中懊恼,又用栀子豉汤一剂,病告痊愈。

体会:该患者无脉,四肢冰凉,本宜用四逆汤治疗。但患者因惊吓所得,而伤及心肾。本方是仲景为汗、下后心肾两伤而设。该患者也属心肾病变,故用之一取四逆之意,一取交通心肾之意。

附:茯苓四逆汤(《伤寒论》)

【组成】 茯苓六两(18克),人参一两(3克),附子一枚(3克),甘草二两(6克,炙),干姜一两半(4.5克)

【用法】 水煎二次兑匀,分二次温服。

【主治】 发汗、下后,病仍不解,烦躁者。

【方解】 汗、下后,心肾之精液两虚,以致病仍不解,阴阳水火离隔而烦躁。烦是阳不得遇阴,躁是阴不得遇阳。茯苓、人参助心以止阳烦,四逆补肾脏以定阴躁。

编者按:《伤寒论》第69条:"发汗,若下之,病仍不解,烦躁者,茯苓四逆汤主之。"仲景所言"烦躁"二字大有文章,烦躁之字眼多见于水火不济,阴阳离决。盖烦躁者,少阴所主也。此方能济危机,即在此也。如权氏所言此患者为心肾病变之证,故用之一取四逆回阳救逆,一取交通心肾,水火既济,回阳复阴。急则治其标,缓则治其本,观其脉证,随证治之。由此可见,生死临危之时,保得一分阳气,便存得一线生机。

(八)瓜蒂散案

秦安人胃痛食少　权先生吐法愈疾

此案系邑同道常国典大夫转述,编者整理。

编者按:常氏乃中医世家,其仲祖父常尧堃(1893—1977)乃邑名医,常与权东园先生过从。

秦安某患,胃病好长时间,很饿但是吃不多,经年治疗不效。慕名求治于权东园,先生诊后,方用一剂瓜蒂散,病人服药后,吐了一脸盆痰涎。病人惊讶,自己肚子里能装这么多东西? 随之其病若失。

编者按:当时详情已不得而知,仅存这只言片语之记忆。然众皆知权氏以治伤寒为著,笔者从伤寒而入,以方测证,或可窥得一二。

瓜蒂散在《伤寒论》中出现两次,太阳篇一次,厥阴篇一次。原文如下:

166条:"病如桂枝证,头不痛,项不强,寸脉微浮,胸中痞鞕,气上冲喉咽,不得息者,此为胸有寒也。当吐之,宜瓜蒂散。"

355条:"病人手足厥冷,脉乍紧者,邪结在胸中,心下满而烦,饥不能食者,病在胸中,当须吐之,宜瓜蒂散。"

在《金匮要略·腹满寒疝宿食病脉证治第十》中出现一次。"宿食在上脘,当吐之,宜瓜蒂散。"

从上述仲景论述,我们一探瓜蒂散之运用,166条其症表现为"胸中痞鞕,气上冲喉咽,不得息者。"辨为"此为胸有寒也"。355条其症表现为两种:其一"病人手足厥冷,脉乍紧者",辨为"邪结在胸中"；其二"心下满而烦，饥不能食者"，辨为"病在胸中"。对这两种情况仲景给出的治法都是"当吐之"，方药都是"宜瓜蒂散"。《金匮要略》中说得更直接，"宿食在上脘，当吐之，宜瓜蒂散。"那么何以知有宿食在上脘呢？仲景云："脉紧如转索无常者，有宿食也。"由此可知，这位患者胃痛多年，很饿但是吃不多。这不正是"饥不能食"的真实写照吗？而胸中是食管和贲门部，上脘亦是胃脘上口贲门部。如是则方证相应，先生径用瓜蒂散，药后果愈。吐法今时运用已不多见，有时或因"眩瞑"反应意外地收获吐法的疗效。观瓜蒂散之服用方法，亦很特别，仲景所论三处皆同，唯今时少见应用，故未见其方，今按仲景原法试析之。

附：瓜蒂散方（《金匮要略》）

瓜蒂一枚，熬黄，赤小豆一分，煮。

上二味，杵为散，以香豉七合煮取汁，和散一钱匕，温服之。不吐者，少加之，以快吐为度而止。

今用法：将二药研细末和匀，每服1~3克，用香豉9克煎汤送服。不吐者，少少递加，以吐为度。记得跟师时，师傅谈到过用洁净翎毛探喉取吐的方法。后读书，知为叶天士法。

（九）侯氏黑散案

脑膜炎视力下降 金匮方侯氏黑散

此案亦乃邑同道常国典大夫转述，言得闻自其父，编者整理。

其表兄景某，常河镇建坪村人，得脑膜炎，视力下降，其仲祖父治疗失效，遂求治于权先生处，旁边有人问先生，认识此子否？权先生答曰不认识，那人说这是二师傅外孙。先生乃诊之，思索良久，下了侯氏黑散，后病乃愈。

编者按:20世纪50年代,流行性乙脑比较多发,较大流行的有1954年的石家庄流脑疫情、1956年的北京流脑疫情。当时现代医学还不能很好地控制病情发展。众所周知,石家庄的由郭可明为首的中医团队取得胜利,北京的以蒲辅周为核心的团队力挽狂澜。这充分说明了中医药的伟大,而临床的效果就是其生命力。我们看看权氏用侯氏黑散治疗目疾的经验。谨据《古方新用》所论而录。

眼疾是指眼前发黑,视物不清,角膜生云雾。目为肝窍,肝阳上亢,上扰空窍,故眼前发黑、视物不清;肝气犯脾,水湿上泛,则目生云雾。可用本方加乌贼骨,息风退雾,则眼疾可愈。

又按:此方散剂专为半身不遂而设,除此外皆用汤剂,权氏经验,汤剂当取原方三分之一量。

附:侯氏黑散(《金匮要略》)

【组成】 菊花四十分(120克),白术、防风各十分(30克),桔梗八分(24克),黄芩五分(15克),细辛、干姜、人参、茯苓、当归、川芎、牡蛎、矾石、桂枝各三分(9克)。

【用法】 共为细末,每服3克。开始20日,温酒或温开水冲服。禁忌鱼肉大蒜。常吃冷食,60日止,服药积腹中不下也。热食即下矣,冷食自能助药力。此服法为半身不遂而设,但下述应用则不在此例。

若用汤剂,取上分量的三分之一,水煎二次兑匀,分二次温服。

【主治】 大风四肢繁重,心中恶寒不足者。

【方解】 方中人参、白术、茯苓健脾安中,同干姜温中补气,以菊花、防风祛表里之风;川芎、当归养血为助;桂枝引导诸药,开痹着;以矾石化痰除湿;牡蛎收阴养正;桔梗升提邪气,使大风得转、风邪得去;黄芩专清风化之热;细辛祛风而通心肾之气;以酒引诸药至周身经络。本方具有祛风除热、补虚下痰之功。

编者注：以下根据老吉讲述整理。

（十）小青龙汤案

董本斋伤寒不愈　权东园小惩大诫

诊余闲暇，搜索邑内掌故，每与故老攀谈，有时却有意外之得，这不听了一则权先生巧惩董本斋的故事。

这董本斋是何许人？有必要做一介绍。民国时期的通渭，有四大家族，分别是鸡川牛家坡牛家、第三铺党家、常家河大洞子常家、义岗川董家。牛家和党家多士人，常家和董家是大地主。

时间回到了民国三十四年（1945年），咱们今天的主人翁叫董本斋，他排行老三，故皆称董三爷，时任通渭县保安团团长。有一回得了伤寒病，遍延医家，久治不愈。知道权东园权先生是邑内名家，便差人去请。这下人到了权宅，见了权先生，道明了缘由，不料权先生言道："回去告诉你家老爷，病还不重。"这伙计回去复了话，董团长也是明白人，随之差管家去请，管家到了权宅，拱手言道："前番下人延请，有失礼数，还望先生海涵！老爷病重，还请您劳烦出诊。"言毕，权先生回道："回去告诉你家老爷，病还不重。"管家回去复了话，董本斋叹一声，言道："都怪我失了礼数，快叫少爷带了礼物去拜请。"哎，这一回倒是把权先生真就给请到了府上。权先生望闻问切，诊毕后言道："董团长病情很重，药须在我的药房抓，我才放心。"董团长连连称是。董团长自服了权先生的药，不几日便痊愈了，不由得赞叹道："名医就是手到病除啊。"

话说这权先生给董团长配齐药后，算盘一响，共计大洋二百。实际上只是加减"小青龙汤"三剂，原来董团长是"外寒内饮"之证。

先生治病，一心赴救，不谋财银。原来如此诊金，只为惩戒不仁。原来古之以往，大都富人掏钱，穷人看病。先生原来"取之于民，还之于民"罢了。

无独有偶，跟师时师傅曾讲述师爷当年轶事，亦是民国时期，一位巨贾得了伤寒，换了几个医生，没治好。后来请了师爷去看，师爷看后，自忖就是一个太阳中风证，开一个桂枝汤，但是又怕药太便宜，巨贾看不在眼里，便又加了野山参一支，烧灰。这也是巧惩，富人掏钱，穷人看病。

小青龙汤，出自张仲景《伤寒论》，当时如何之症，权先生又如何加减，今日我们已不得而知。有关小青龙汤的加减法，谨据《古方新用》录后。

附：小青龙汤（《伤寒论》）

【组成】 麻黄三两（9克，去节），芍药三两（9克），细辛三两（9克），干姜三两（9克），甘草三两（9克），桂枝三两（9克），半夏半升（12克），五味子半升（12克）。

【用法】 水先煎麻黄去上沫，再入诸药煎二次兑匀，分二次温服。

【主治】 伤寒表不解，心下有水气，干呕，发热而咳，或渴，或利，或噎，或小便不利，少腹满，或喘。

【方解】 此为寒伤太阳之表不解，而动其里水。方用麻、桂从太阳以祛表邪，细辛入少阴而行里水，干姜散胸中之满，半夏降上逆之气，合五味子之酸、芍药之苦以取酸苦涌泄而下行；既欲下行则仍用甘草以缓之，使药性不暴，则药力周到，能入邪气、水饮互结之处而攻之，使无形之邪气从肌表出，有形之水饮从水道出，邪气水饮一并而清。若渴欲饮水，着去半夏之燥加花粉之清热生津，若微利，是水饮欲从下而出，故去麻黄之升加茫花（以茯苓代之）之降以利之；若噎、若喘，是水气之上而不下，故亦去麻黄之升与表，加附子、杏仁以归降之；若小便不利、小腹满，去麻黄之发散，加茯苓之渗以利之。

（十一）当归补血汤案

出汗原本营卫事　当归补血阴阳和

一姜氏青年男子，通渭县城关人。自幼汗多，动则更甚。先以为正常生理现象并未在意，但至成年后出汗仍不止，故求权东园先生治疗。观其羸弱之象，施以当归补血汤3剂。后遇于街，知其服药后出汗即止，再未服药，后随访数年未发。用本方治疗多汗症，屡治屡验，此盖《内经》阳能守阴之旨也。

编者按：现代医学认为，自汗盗汗是植物神经功能紊乱的一个常见症状。中医学认为，白天出汗为自汗属阳虚，夜间出汗为盗汗属阴虚。自汗为阳虚不能卫外，汗孔疏而少闭，故汗出；盗汗为阴虚不能内守，夜间阳入于里，阴为阳迫而自出，故盗汗。治疗时，用本方以补其阳而自汗止，阳得补则真阴得以濡布而盗汗愈。又汗血同源，汗为心液，今先生用当归补血汤以治虚证汗出，正如《内经》"先其所因而伏其所主"之谓也。

（十二）荆防败毒散案

风湿郁表生痤痱　散风除湿开太阳

张某，男，通渭县城关人，1951年春天。患者面部突然发生红色皮疹，剧痒难忍，抓破后流出黄水，吹风后加重。求治于权东园先生，先生辨为风湿郁表，用荆防败毒散加苍术治之，3剂。服后好转，连服9剂而愈。

编者按：以太阳之方治太阳之证，虽差不谬。《黄帝内经·素问·生气通天论》"汗出见湿，乃生痤痱…劳汗当风，寒薄为皶，郁乃痤。"又《诸病源候论》论皮肤病有"风邪博于肌肉而变生也"。此患风湿郁表，以散风除湿之剂，盖风能胜湿也。

(十三)桂枝附子汤案

风湿掣痛足太阳　桂枝附子手到除

1955年夏天，一青年男子。右下肢疼痛，不能着地，屈伸时疼痛加剧，疼痛由臀部沿下肢后外侧放射，掣痛难安。求治于东园先生，先生初从太阳论治，用桂枝加附子汤治疗，2剂。服后不效，改用桂枝附子汤，2剂。服后痛止，下肢活动正常。

编者按：症见"屈伸时疼痛加剧"，故首诊以桂枝汤加附子，却不得效，此寒甚之故，盖寒主收引，以疼痛为主症。而桂枝附子即以附子温阳散寒，斩关夺门，桂枝通阳，善走肢末。我们看看仲景原文，《伤寒论》："太阳病，发汗，遂漏不止，其人恶风，小便难，四肢微急，难以屈伸者，桂枝加附子汤主之。"《伤寒论》："伤寒八九日，风湿相抟，身体疼痛，不能自转侧，不呕，不渴，脉浮虚而涩者，桂枝附子汤主之。"前为汗多伤阴，经脉失养，难以屈伸。后以寒甚伤阳，筋脉挛急，屈伸则痛剧。前贤云："临证察机，使药要和"盖此之谓也。

(十四)柴胡加龙骨牡蛎汤案

情有不达郁化火　疏解少阳生喜乐

阎某，男，18岁，通渭县榜罗人，学生。1945年春季，因受精神刺激突然大吵大闹,发为狂躁,骂詈不休,通宵不眠,乱跑乱跳,毁物打人,赤身露体,不避亲疏,初求治于西医不效,不得已求治于权东园先生,先生询知其大便干结。先生用柴胡加龙骨牡蛎汤3剂而愈。唯有心烦,眠差,又开黄连阿胶鸡子黄汤2剂,其证痊愈。

编者按:《伤寒论》第107条:"伤寒八九日,下之,胸满烦惊,小便不利,谵语,一身尽重,不可转侧者,柴胡加龙骨牡蛎汤主之。"《伤寒论》第303条:"少阴病,得之二三日以上,心中烦,不得卧,黄连阿胶汤主之。"通过结合经典论述,学习此案可知,在辨证施治中,遣方之用在于方治之证,用方之妙在于知方之机,初以情志之变为外因刺激,以柴胡剂,此少阳不达之故。后以伤及心神,机在水不济火,而以黄连阿胶汤。此皆临证察机,使药要和者也。清代吴鞠通云:"进与病谋,退与心谋。"盖此之谓也。

(十五)参附汤案

昏厥成脱急危证　参附斩关回春剂

一个十多岁的学生,通渭县城关人。1950年夏初,突然昏倒,不省人事,颜面发青,痰涎上壅,四肢不温,遗尿。急请权东园先生救治,先生诊其脉微欲绝,从中风脱证论治,用参附汤合四逆汤,1剂。患者服后,由危转安,神志清醒,面转红润,四肢转温。其身有发热之感,以小续命汤1剂解之。众人不解先生此方之用,先生谓"人生之本,本于阴阳而实根于阳,此证突然发作,是元阳暴脱,尚未损阴,以参附合四逆,急救其脱,力挽元阳,是治本之法也。其身发热是正复邪出之兆,予顺势利导,此给邪以出路。"众人恍然若得。

编者按:中风脱证为中医学病证名,中风脱证的临床表现主要是患者会突然昏倒、不省人事、双眼紧闭、张口呼吸,会表现出气息微弱,病人大量出汗,伴有大小便失禁,四肢肢体疲软无力、肌张力下降,以及出现肌力的下降,舌头软、无力,无法伸舌,脉象是细弱或者是脉微欲绝的情况,也就是脉象极其微弱的情况。

中风脱证是中风病中最为危险的一种病证,是中医辨证施治当中的一种急危重症,需要立刻救治。在西医当中也是一种急危重症,是需要立刻给予支持治疗的中风类型。学习此案可知权氏辨证之精准,施治及时,以人参大补元气,附子回阳,后以小续命解其外,此盖太阳之底面乃少阴,生命气化之根源乃在此,少阴为体,太阳为用,于此大有体现,此亦标本之殊耳。

救治急危重症在临床中最能体现一个中医大夫的应对能力与精准的救治水平和临危不乱的心理素质,时间就是生命,在正确精准的救治下,兵贵神速。权氏正如国医大师熊继柏所言:"深厚的理论知识、丰富的临床经验,敏捷的思维反应是一个临床实战性中医,应对疑难杂症和救治急危重症所具备的必要条件!"故权氏可谓是名副其实的中医临床实战大家。

(十六)乌头赤石脂丸案

胃痛时久寒相加　借用胸痹心痛方

1954年,一姜家滩人,男,青年。胃脘疼痛已有两年多,反复发作,遇寒加重,痛则汗出,不爱吃饭。诊其舌淡苔白,脉紧。辨证为寒凝气滞,用乌头赤石脂丸。乌头6克,川椒30克,干姜30克,附片15克,赤石脂30克。上药共为细末,炼蜜为丸如豌豆大,每服5丸,日服一次,早饭后服。药丸服用一月,其病痊愈。

编者按:《金匮要略·胸痹心痛短气病》乌头赤石脂丸条文:"心

痛彻背,背痛彻心者,乌头赤石脂丸主之。"乌头赤石脂丸主治寒凝瘤结,经脉凝滞,而温散寒凝,温通经脉。本方原为治疗胸痹心痛彻背、背痛彻心而设。学习此案,可知权氏选用乌头赤石脂丸,乃异病同治之法,胃痛与胸痹虽异,然此例胃痛之病机与胸痹相同。中医治病的法则,不是着眼于病的异同,而是着眼于发病机制。中医治病之根本,是设法恢复机体的自愈机制,关照患病的人。

(十七)天雄散案

世习眼疾皆清热　东园辨证用天雄

姜××,男,24岁,通渭县城关公社社员。1954年5月8日初诊。

患者眼球疼痛、羞明,眼部无充血现象,伴有滑精,已二年余。脉沉迟。辨证为虚寒性眼痛。

方用本方治疗:天雄9克,白术24克,桂枝18克,生龙骨9克。共为细末,每服3克,日服二次,开水冲服。

二诊:患者服上药一料后,诸症消失。但数月之后该病又复发,继服上药,并嘱其节制房事。而后,观察数月,再未复发。

体会:眼疾,古人有八廓五轮之分,《内经》又有"五脏之精华上注于目"之说。该患者眼疾伴有滑精,知其为肾精不能上注于目,故而羞明。脉又见沉迟,证为虚寒。本方为治疗阳虚而阴精不固之方,故用之获效,也是病在上而取诸下之意。

编者按:经云"按色察脉,先别阴阳",阴阳分辨,即用药有着落矣。《内经》有云:"命门者,目也。"可见万千灵光皆汇于此。此患素有滑精之症,此不藏之象。疼痛羞明皆精气怯也,以天雄补阳精而秘封藏,如是肾主蛰之责坚定,无外漏之虞,渐渐自然归化得宜。

附：天雄散(《金匮要略》)

【组成】 天雄三两(9克)，白术八两(24克)，桂枝六两(18克)，生龙骨三两(9克)。

【用法】 共为细末，每服3克，用酒或温开水冲服。若用汤剂，将上量水煎二次兑匀，分二次温服。服后喝酒适量，若不能用酒者不要强用。

【主治】 《金匮要略》缺。据《方药考》云："此为补阳摄阴之方，治男子失精，腰膝冷痛。"

【方解】 方中白术健脾，脾健则运化加强而能食，能食则后天水谷之精气充足；桂枝化气，气化则能生精；龙骨能使精归于肾，阴精不固是阳虚不能摄阴之故，用天雄以壮阳气，若无天雄，以附子代之。

(十八)肾气汤案

咽痛之疾须细辨　亦有少阴虚寒者

孟××，女，21岁，通渭县城关公社社员。1955年9月16日初诊。

患者咽部疼痛三月余，经西医检查诊断为咽部慢性溃疡，检查咽部有两分币大小之溃疡一个，色白，表面有少量分泌物，脉沉迟。

方用本方加桔梗治疗：生地24克，山药12克，山萸肉12克，泽泻9克，丹皮9克，茯苓9克，桔梗9克，桂枝3克，附子3克。水煎分二次服。3剂。

二诊：患者服上药三剂后，疼痛减轻，溃烂面分泌物减少。脉仍同上。继用上方，服至20余剂，溃疡愈合，病告痊愈。

体会：少阴之脉循咽上系舌本，咽部溃烂色白，脉沉迟，为阳虚之征，故用补肾阳的本方治疗。加桔梗者取其载药上行，使药力直达病所之意。

编者按:《内经》云:"经脉所过,主治所及。"咽喉是要道,可见关乎大矣。盖足少阴之脉循咽喉,夹舌本。故证属少阴虚寒,龙火不安其宅而上僭者,以肾气丸治之,此皆深得《黄帝内经》所谓"阴平阳秘"之旨。此例之治,于今日亦有大启发,现今时风,不问寒热虚实,莫不谓此等症"上火",而治之皆主清热解毒。然阳气通于九窍,《内经》更谓"命门者,目也",这是大有可参之处,命也者,阳气也。我们常说"人活一口气",由此可见,我们又何来多少可清之火,可解之毒?独权氏于此明眼于兹。

《素问•生气通天论》:"夫自古通天者生之本,本于阴阳。天地之间,六合之内,其气九州九窍、五脏、十二节,皆通乎天气……失之则内闭九窍……"由此即见,周身阳气宜通,宜畅,九窍更是天人相应之机,阳气出入之要道也。

从上论述及权氏论述可知,权氏深得仲景之法,重视人体阳气,未落世俗"清热解毒"。

附:肾气丸(汤)(《金匮要略》)

【组成】 干地黄八两(240克),山药、山茱萸各四两(120克),茯苓、丹皮、泽泻各三两(90克),桂枝、附子(炮)各一两(30克)。

【用法】 共为细末,炼蜜为丸,9克重,每服一丸。汤剂,按上分量取十分之一,水煎二次兑匀,分两次温服。

【主治】 虚劳腰痛,少腹拘急,小便不利。

【方解】 本方是治疗肾阴阳两虚病变。方中地黄、山萸肉更滋肾精、补肝血;山药培中土以滋精血之源;桂枝、附子暖肾阳,取阳性动而助滋阴之效;茯苓、泽泻渗水于下,使水归水脏,肾有水精可藏;丹皮疏血,调活络脉之滞,使通则不痛,则各症自愈。

编者注:以下皆据权东园先生关门弟子孙涤中先生笔记以及回忆讲述整理。

(十九)《外台秘要》走马汤案

腹大胀满水火闭　外台走马乾坤安

1955年左右，西关孔氏家人，多日不便，饮食不下，腹大胀满，已是危候。急请权东园先生诊治，先生诊后，处以外台走马汤，即用杏仁二枚，巴豆二枚（去油），用绵裹，捣碎，用开水绞取白汁服下。而先生亦守在患者炕头，服药一时，矢气频频，腹中雷鸣，随即泻下半盆稀便，其病若失。有学生问其理，先生答曰"巴豆去油则减毒去其峻，杏仁宣肺润肠，从而缓和而下。"

编者按：《外台秘要》走马汤出自《金匮要略·腹满寒疝宿食病脉证治第十》，其载："治中恶心痛腹胀，大便不通。巴豆二枚（去皮心，熬），杏仁二枚。上二味，以绵缠，捶令碎，热汤二合，捻取白汁，饮之，当下。老小量之。通治飞尸鬼击病。"

以方测证，孔氏系寒凝气滞，腹胀便难。此方最善调整实寒引起的肠胃功能紊乱。以其有毒，故而废用者久矣。经云"大毒治病，十去其六。"旨在中病即止，勿使过之。上案只一剂服用一次，即病去而身安。急症用峻剂，可谓胆大，如法炮制，守患在侧，可谓心细。而究其原，在于权氏有胆有识。中医治病，惟在辨证，权氏有识证之能，故有胆而用。诚如著名中医学家岳美中先生所言"治急性病要有胆有识，治慢性病要有方有守。"孙真人"胆大心细"之言，权氏当之无愧矣。

(二十) 十全大补汤案

虚损妊娠子贫羸　温养气血有十全

1963年，孙氏在陇川新林村下乡，住村会计家。见其家子女三人,发白面赤,目畏光羞明,是地方所谓"菜人"之属。会计知孙某习医,诉其妻有孕在身,恐生子亦如前,问孙某有救否?孙某此时习医不深,归而请教权东园先生,权先生云"血荣于发,其子发白,乃血虚不荣之故。心主血脉,其华在面,其子面赤,乃心血虚而无以荣。日也者,命门也。五脏六腑之精气,皆上注于目,而为之睛。其子目畏光羞明,知为精气亏虚,不能上注于目故也。可用十全大补汤一救。"后孙氏下乡时,处以十全大补汤,服后无不适,连服30剂,身体逾于前,足月生一子,一如常人。

编者按:十全大补汤出自《太平惠民和剂局方》卷五,其载主治:温补气血。治诸虚不足,五劳七伤,不进饮食;久病虚损,时发潮热,气攻骨脊,拘急疼痛,夜梦遗精,面色萎黄,脚膝无力;一切病后气不如旧,忧愁思虑伤动血气,喘嗽中满,脾肾气弱,五心烦闷;以及疮疡不敛,妇女崩漏等。

在现代医学看来,大抵此类属遗传因素而致。权氏未见患者,以已生孩子主要异常而诸证分析,得出妇人精气亏虚,母子失养,以致如斯。权氏以大补气血之十全,温养气血而濡养胎元,此后天而养先天之法也,有借石补天之能也,此案体现了权氏医工之一斑。《黄帝内经》云:"肾者,主水。纳五脏六腑之精气而藏之,故五脏盛,乃能泻。"此即说明,肾精乃五脏六腑之余润也。肾主育胎,气也;脾主载胎,血也。盖人身之成,无非气血而已。明代王肯堂在《证治准绳》中指出:"血盛则荣于发,则须发美;若气血虚弱,经脉虚竭,不能荣发,故须发脱落。"此在后天如斯,在母腹亦如是。中医之关照,在于生命本身。

(二十一)射干麻黄汤案

闻声辨病诊称圣　须知仲景有言先

1956年秋,通渭陇阳南某,患咳嗽气喘,憋气,初在陇阳卫生所治疗不效,来到县医院治疗,西医治疗不效,专请中医会诊,医院几位大夫皆去诊治,权东园先生未进病房,持杖立于门外。众医请权先生诊治,权先生云:"用射干麻黄汤"。众医不解,问先生未诊怎能处方? 权先生答曰"患者咳嗽上气,喉中痰鸣如水鸡声,此寒饮郁肺,痰结咽喉之证。《内经》有神圣工巧,此闻而知之者也。"

编者按:射干麻黄汤出自《金匮要略·肺痿肺痈咳嗽上气病脉证治第七》,其载:"咳而上气,喉中水鸡声,射干麻黄汤主之。射干三两(9克),麻黄、生姜各四两(12克),细辛、紫菀、款冬花各三两(9克),大枣七枚,半夏半升(12克),五味子半升(12克)。上九味,以水一斗二升,先煮麻黄两沸,去上沫,内诸药,煮取三升。分温三服。"

历来注家对"水鸡"认识未能达成一致,在今日看来,我们且不去追溯究竟为何物,但肯定的是指喉间痰鸣音而言。权氏倚门闻声,体现了其对经典的熟稔,对经方的信心。盖经方者,仲景融汉代"医经"与"经方"于一体,开启了理法方药环环相扣的中医辨证体系。这样"方证"对应的运用法,就是经方派医家总结其学术特色之一。此案给我们体现了权氏运用闻诊之一斑。

(二十二)通脉四逆加猪胆汁汤案

伤寒呕吐损真阳　通脉四逆救危急

1958年秋,通渭县供销联社工作人员孙某,素体羸弱,感受风寒,头疼身疼,恶心呕吐不止,初经西医张映江医生治疗,药后头疼身疼好转,恶心呕吐不效,此时已吐之无物,干呕甚,以致昏迷,自忖命已不久,进而交代后事。其岳母找单位党支书求援,支书请来权东园先生救治,先生见其干呕,肢冷,诊其脉微欲绝,用通脉四逆加猪胆汁汤,师张隐庵法,加童便,另请王先生(山西人,名讳失考。精于艾灸,自制艾条常携于身,活人良多)施以太乙真火,灸其神阙、关元二穴。次日下午神回识明,命得挽救。后服两剂而恢复,脉见细缓而弱,旋以补中益气、六君子等调理而愈。

编者按:通脉四逆加猪胆汁汤出自《伤寒论·辨霍乱病脉证并治第十三》,其载:"吐下已断,汗出而厥,四肢拘急不解,脉微欲绝者,通脉四逆加猪胆汁汤主之。甘草二两(6克)炙;干姜三两(9克),强人可四两(12克);附子大者一枚(5克),生,去皮,破八片;猪胆汁半合(10毫升)。上四味,以水三升,煮取一升二合,去滓,内猪胆汁,分温再服,其脉即来。"

此案实属危急重症,权氏先以通脉四逆加猪胆汁汤直追坎中一阳,复配合以太乙神针灸,温太阴以固后天,挽元阳而复先天。此时已现脉微欲绝,阴阳血气具虚。通脉四逆加水畜之甲胆,温复坎阳,乃起肾脏之精汁上资心血;更师张隐庵法,加童便,乃引膀胱之津液还入胃中,取精汁内滋而血气调和之意。霍乱之证,若吐利太过,而生气内伤,手足厥冷,脉微欲绝者,皆宜四逆汤主之。不论寒暑之祸,盖因正气受伤,特以扶正而去邪也。病情缓急后,仍以补中、六君调理而安,而杜劳复之患。此案给我们显现了权氏治疗危重症的经验,更体现了经典中医在危重症诊治的特点。笔者不禁在想,中医式微的当下,是我们继承者不行还是中医不行?显而易见,是我们不行。前贤在兹,绝学在兹,吾等更作何思?更待何时?

（二十三）防风通圣散案

何氏湿疹多缠绵　东园表里两分消

原定西军分区动员部长何某，患颈项及面部湿疹，烧痒难奈已两年余。曾在兰州军区医院住院治疗两次，入院即愈，出院即发。后又来通渭温泉浴疗半月，亦无效。1969年8月，经县医院院长权尚钧介绍，求治于东园先生。东园先生诊后云："此症因湿热内郁，外感风寒，寒湿凝聚，结于肌肉之外，表皮之内。内不能泻泄，外无法表出。前医以皮肤病诊治，只治其表，未除里湿，故而反复，须表里兼治。"乃先予苍柏二陈汤两剂，后服防风通圣散三剂而愈，追访无复发。

愈后患者携礼物登门致谢，夫子婉言拒之。

编者按：苍柏二陈汤乃权氏验方，为燥湿化痰之剂。权氏先予此剂燥湿化痰，强健脾胃运化。后施以防风通圣散，表里分消而治。此方被现代列为十大名方之列，运用广泛。它集中体现了刘河间"散风壅，开结滞，使气血宣通。"的治疗思想。全方集解表攻下、清热泻火、解毒活血于一体，可谓力轻而效广，深得历代医家所青睐。从权氏医案、论著、处方观之，其尤重此方。

（二十四）葛根黄芩黄连汤案

跌阳穴湿热巨痛　循经络葛根芩连

1965年夏，患者马某、男、年25岁、通渭县林业局职工。左脚跌阳穴处，筋肌抽搐巨痛，时轻时重，行走受阻，已二年有余，经多方医治，效果不显，乃登门求治于东园先生。先生诊之良久、处以葛根芩连汤,连服数剂而愈,再无复发。

愚徒疑惑不解其义,敬询恩师曰:"《伤寒论》葛根芩连汤,本无医治腿疼之症,恩师何以用此汤医治而愈?"师曰:"此乃经方之神用也,《伤寒》方既可按症而治,亦可循经而用。此痛处在足阳明经之处. 用葛根芩连汤,葛根可濡经通络,芩连可清热燥湿,其热随经而散,其痛自念。"

伟人毛泽东曾言:"中国医药学是一个伟大的宝库,应当努力挖掘,加以提高。"东园先生乃发掘"经方"之巨匠也。

东园先生亦曾云:"经方可以疗百病、只怪今人未发现而已。"

编者按:葛根芩连汤本仲景用以救治太阳误下之方,太阳桂枝证,误下后,邪由肌腠内陷于脾胃而下利不止。今权东园先生借以施治于足痛患者,乃立意于阳明也,以方测证,马某或因湿热为患,东园先生以葛根濡筋通络,使病邪从里达表,以芩连之苦,清热燥湿,湿热随经而解。

(二十五)理中汤案

冲任不固阴挺病　理中加术重升阳

通渭县北街李姓妇女,患阴挺,权先生理中汤重加白术治愈。

编者按:阴挺之病因多与分娩有关,或产后调理不当,中气不足,或由肾气不固,带脉失约。也见于长期慢性咳嗽、便秘、年老体衰导致冲任不固,提摄无力。根据临床征候特点,主要分为气虚和肾虚两类。后世施治多从脾肾论治,多用李东垣补中益气汤,仲景肾气汤为主。

妇女之疾,多责之冲任,而冲任之属,隶属于太阴。太阴者,脾土也,主升。土者,中也。此后天之本,气血生化之源。故而清末医家郑钦安先生云"中也者,言调经之大主脑也。"东园先生以理中汤重加白术,是温土益气升阳之法也。《伤寒论》理中丸加减法中"渴欲得水者,加术,足前成四两半。"即是明证。白术为脾土要药,更为带脉之药。《日华子本草》载其"治一切风疾,五劳七伤,冷气腹胀,补腰膝。"

仲景用附子汤温养子脏,治疗妊娠五六月时,子脏开之症。《伤寒论》"自利不渴者,属太阴,以其脏有寒故也,当温之,宜服四逆辈。"此皆仲圣温养脾肾之法也。

(二十六)泻心汤案

阳明疮疡流黄水 大黄黄连泻心愈

通渭县供销社职工杨某,女性,25岁左右。右面部近鼻处生一疮,常流黄水。东园先生从阳明湿热论治,以泻心汤治愈。

编者按:此东园先生临证一大特色也,先生治伤寒,重视气化与经络学说。此即从经论之之法。所谓经络所循,主治所及。面颊近鼻处乃足阳明胃经所循行,故从阳明论治,以其常流黄水,故从湿热治之。施以(大黄、黄连)泻心汤而愈。 经云:"诸痛痒疮,皆属于心。"此方黄连泻心火,大黄清胃热。二药皆苦寒之品,而妙在仲圣用法,其云"上二味,以麻沸汤二升渍之,须臾绞去滓,分温再服。"此盖轻扬淡泻,轻可去实之法也。

(二十七)白虎加桂汤案

王氏意外破伤风 东园论治有奇思

患者王某因不慎,大拇指被火药冲伤中风,呼为"破伤风",胡言乱语,求治于权东园先生。东园先生观其患处乃手阳明经循行,乃从阳明论治,以白虎汤加桂枝治愈。

编者按:白虎加桂汤出自《金匮要略·疟病脉证并治第四》,其云"温疟者,其脉如平,身无寒但热,骨节疼烦,时呕,白虎加桂枝汤主之。"此方原为"温疟"而设,而疟病之发,多由正气不足,外感风寒、暑湿等邪诱发。主要表现为寒战高热,终则汗出而解。而破伤风感染后通常先出现全身不适、乏力、头晕和头痛等症状,随着病情发展会出现特征性苦笑面容、牙关紧闭、角弓反张以及全身骨骼肌肉产生持续的强直和痉挛等表现。

东园先生用经络辨证法施之于破伤风患者,可谓经方真本色也。患者有胡言乱语的表现,而《伤寒论》里,关乎"神明"的问题,大多在阳明篇,此阳明多气多血,多实证之故。《伤寒论·辨发汗吐下后病脉证并治第二十二》载"谵语遗尿,发汗则谵语,下之则额上生汗,若手足逆冷,自汗出者,属白虎汤。"患者因外伤而感风邪,盖火药乃热性之邪,伤及阳明,两热相搏,神明被蔽,复受风邪助纣为虐。方中石膏辛寒,辛以解肌、寒以胜火,知母润燥,甘草解毒,粳米养中,加桂枝引石膏、知母外达肌腠,使热从卫分而泄,外风亦随热而散。

(二十八)权东园经验方论三则

在搜集整理以来,获悉有通渭县1959年编《中医验方汇编》一书,因想或有权氏之方,乃搜访全县而不得,后于深圳一书友处购得电子版,果获权东园经验方论三则,学习之,盖出自经典而别出心裁者也,法于阴阳而遵于辨证者也。今就此事实公于同好。

论　目　疾

歌云:"从来眼疾论纷纭,古有八廓并五轮,若是虚寒疼痛者,

'天雄散'用确有功。"

编者按：题目《论目疾》为编者所加，仲景《伤寒论》一书思想，成为历代学者所共识的是"重阳气、存津液、保胃气"三点，这三点，阳气是根本。权氏精研伤寒，深得重阳思想。《素问·生气通天论》云："夫自古通天者生之本，本于阴阳。天地之间，六合之内，其气九州九窍、五脏、十二节，皆通乎天气……失之则内闭九窍……"由此即见，周身阳气宜通，宜畅，九窍更是天人相应之机也。而咽喉、目窍更是阴阳开合之所在，阴阳出入之要道也。《黄帝内经》谓"命门者，目也。"九窍之精用唯凭阳气之精柔。权氏以附子类方治此疾，其深得阴阳之旨也。《内经》云："阳气者精则养神，柔则养精。"盖此之谓也！

小陷胸汤治诸痈疮

歌云："小结胸痛陷胸汤，借来可知诸痈疮。例如上中下发背，化脓消毒此方良。"

编者按：该方仲景用以治小结胸病正在心下，按之则痛之证。方中黄连以解心下之热，半夏以散脉络之结，瓜蒌实性寒凉，导心下脉络之结热以下降。痈疮乃红肿热痛之病变，经云"诸痛疮疡皆属于心"，权东园借之以治诸痈疮，可谓善读书者，真用古而不泥古者也，盖取《黄帝内经》"高者陷之"之意也。

吴茱萸汤治大肠痈

歌云："大肠发痈出脓后，时漏稀脓口不收。外科诸方不能愈，吴茱萸汤厥功优。"

编者按：吴茱萸汤仲景原治"呕而胸满，干呕、吐涎沫、头痛者"。乃寒客阳明之方，大肠痈属热证虽多，但也有虚寒相结于大肠者。症见下腹疼痛,时间较长,缠绵不愈,大便闭塞者,可用本方以温散寒邪。本方虽属阳明胃之方剂,但胃肠之气相通本为一家,大肠也属阳明。今大肠寒结,故用本方。此即证明了凡病皆有阴阳,未可徒记汤头以应病,须辨证论治以应证。

二、权依经医案辑录

说明:权依经医案辑录自所其著《古方新用》一书,前辈之学识,非吾辈可及,故原案辑录,前已辑录者,不再重辑。标题为编者所加,每案后加编者学习感悟之心得以狗尾续貂。金玉在前,自惭形秽,不觉已汗透裳背矣。

(一)桂枝加附子汤案一

王××,男,26岁,兰州市人,工人。1978年12月13日初诊。

患者突感左腰臀部疼痛,并呈线条状向下放射至腘窝部。向前弯腰和行走时疼痛加剧,似有条筋缩短一样牵制性疼痛,伴有麻木、困重感。患病已有两月余,仍不能坐,只能站立就诊。检查:患者不能做弯腰活动,抬腿、拾物试验阳性,局部无肿胀,左臀部有压痛。X线拍骨盆正位片:双髂骨、耻骨及坐骨结节骨质均无异常。西医诊断为坐骨神经痛。患者舌尖红,苔薄白,脉滑。

方用桂枝加附子汤加重白芍、炙草用量,用方:桂枝9克,白芍12克,炙草12克,生姜9克,大枣4枚,附片3克。水煎分2次服。3剂。

二诊:患者自感服上药3剂后,疼痛大为减轻,其向下放射范围已缩短而局限于臀部,再不向腘窝部放射,局部压痛也已减轻。舌脉仍同上。继用上方,再服3剂。

三诊:患者服上药三剂后,已能坐在凳子上就诊,下肢已不痛。

但臀部有麻木感,弯腰时腰部仍疼痛,舌红苔薄黄,脉滑。再用上方,加葛根12克。3剂。

四诊:服上药后,向前弯腰时仍感疼痛,仍有筋短缩之感。舌脉同上。仍用上方,再加花粉12克。3剂。

五诊:服上药后,弯腰时已不疼痛,抬腿、拾物试验转为阴性。舌尖红,苔薄白,脉滑。再服上药,以善其后。

体会:坐骨神经为太阳经脉所循行部位,本例患者为风邪侵袭太阳经脉而作痛。风为阳邪,能伤阴化燥,故有经脉缩短之感。本方加重芍药、甘草量者,取其芍药甘草汤治脚挛急之意;加附子者,取其阴得阳以化之意。三诊时加葛根者,因弯腰疼痛为筋脉还未完全疏通之象,用葛根以疏通经脉。四诊又加花粉者,因患者有筋脉短缩之感,仍为经燥之象,故用花粉清热生津以润之。

编者按:《伤寒论》:"太阳病,发汗,遂漏不止,其人恶风,小便难,四肢微急,难以屈伸者,桂枝加附子汤主之。"该案初诊以疼痛、难以屈伸为主证,以桂枝加附子汤重芍药、甘草而治,服后病渐向愈,后以"臀部有麻木感,弯腰时腰部仍疼痛",加葛根以利太阳经输。后以"有筋短缩之感"加花粉以润燥濡筋。从上可见,患者虽未有汗多伤津之表现,但确有伤津经燥之证,是以桂枝加附子汤乃固卫和营之方也。又权氏此用,附子花粉同用,为落"反畏"之流,此盖师仲圣之法,非学养老道者何能为也。

(二)桂枝加附子汤案二

褚××,男,20岁,通渭县人,工人。1957年4月18日初诊。

患者右下肢小腿腓肠肌部位发生疮疡,经久不愈,不能收口,已有月余,溃疡周围青紫,无红肿,脉沉微。

方用桂枝加附子汤治疗:桂枝9克、白芍9克、炙草6克、生姜9

克、大枣4枚、附子3克。水煎分2次服,3剂。

二诊:患者服上药后,溃疡由青紫转红,继用上方,再服3剂。

三诊:服用上药后,溃疡开始缩小,疮面有肉芽新生。继用上方,服至10剂,疮面愈合,病告痊愈。

体会:小腿腓肠肌部位,属太阳经脉循行部位。溃疡久不收口、色青紫,为阴证。取桂枝汤以治太阳经脉之病变,加附片以温阳,共奏调和营卫、温通阳气之功,则病由阴转阳、得阳则生,故病自愈。

编者按:此正权氏一方多用,一通百通之现也。何以一通百通之?盖通也者,理也。就此案而言,乃太阳经循形之处有疮疡久不收口,窃思人身无非一团血肉之躯,盖能活灵活现者,乃气所充行也。是故无非气血,气者阳,血者阴也。患处久不收口,乃阴寒凝滞,阻塞气血之生,今以桂枝加附子汤,于调和营卫之中,更加附子以温阳,则血统于气也,阳生而阴长矣。经脉所过,主治所及,此皆六经之事耳。

(三)桂枝汤案

俄××,男,50岁,甘肃环县人,干部。1976年8月18日初诊。

患者于两月前因突然吐血昏迷而入院,经住院检查治疗两月余,原因仍不清,诊断不明。但病情已好转,故出院后又来兰州诊治。现在患者自感头晕,走路不稳,舌向右歪,苔薄白,脉沉迟。

方用桂枝汤加花粉、葛根治之:桂枝9克,白芍9克,炙草6克,生姜9克,大枣4枚,花粉9克,葛根12克。水煎分两次服,三剂。

二诊:患者服上药后,走路较稳,头晕有好转。连服十二剂后,诸症消失,舌正不歪,脉转和缓。又去医院检查一次,也无阳性发现,遂回家休养,至今再未复发。

体会：患者站立不稳、头晕，《内经》谓之"掉眩"，舌歪又属风痉，皆为风邪为患。舌为心之苗，为少阴。桂枝汤为太阳病之方药，少阴为里，太阳为表，病在少阴而用太阳方药者，是使病邪由里达表之意。加葛根、花粉者，是因歪斜属经燥之故，所以用二药以生津润燥，故获全效。

编者按：学习此案，不独于辨证有所启发，而眼界亦宽广许多。桂枝汤，有天下第一方之美誉。谈理说法，皆云调和营卫者，和阴阳也。故属老生常谈，然确未能广乎所用，仅在太阳经输上盘算。今权氏以之脏病腑治，给邪以出路，是高一筹矣，此属"无者求之"。又以葛根、花粉濡润经络，风患自息。

(四)肾气丸案

李××，男，72岁，河南省人，退休干部。1980年3月6日初诊。

患者于一月前自感右腰胯疼痛，不向下肢放射，遇冷加重，与走路无关。舌体胖，苔薄白，脉沉滑。

方用肾气丸：生地24克，山药12克，山萸肉12克，泽泻10克，茯苓9克，丹皮9克，附子3克，桂枝3克。水煎分2次服，5剂。

二诊：患者服上药3剂后，腰胯疼痛消失。服完5剂后，腰部感到轻松，精神也有好转，故停药观察。但近数日来又感右膝关节疼痛，舌体胖，脉沉滑。又用桂枝加附子汤3剂。

体会：这类病最易与坐骨神经痛混淆而予以风湿方治之，结果往往不能取效。因坐骨神经痛属太阳表证；而腰胯弛痛则为少阴里证，以腰为肾之外府之故。舌体胖大，脉沉滑，又是水邪之象。本病为肾阳虚不能化水所致，故用本方温补肾阳以治水邪，其病自愈。

编者按：肾气丸乃虚损之方，仲景原为虚损治疗示一法则，于阴阳中互求。及至后世钱乙出,于此方中裁为六味地黄丸方,由此凡虚则滋阴补肾,可谓是深入人心,仲景苦心反倒淹没。该患年老,阳气自衰,又是腰胯弛痛,弛者,松弛之意也,舌脉皆属阴证虚证,温阳以助气化,阳旺而阴湿自去。

(五)葛根汤案一

郭××,男,29岁,辽宁省人,甘肃省博物馆干部。1978年11月26日初诊。

患者于半年前前额部发生黄水疮,经中西医多方治疗无效。现局部发痒,黄水流到哪里即新发黄水疮,局部溃烂渗出较多黄色液体,结有黄痂。辨证为阳明经湿热。

方用葛根汤加苍术、连翘治之:葛根12克,麻黄9克,桂枝6克,炙草6克,白芍6克,生姜8克,大枣4枚,苍术12克,连翘9克。水煎分2次服,3剂。并嘱其服药后疮疡可能发出更多,是湿热之邪向外发散之征象,不必停药。

二诊:患者服上药后,果然面部发生疮疡更多。继用上药,再服3剂。

三诊:患者服上药后,前额部疮疡开始干燥结痂脱落,再未新发。继用上方3剂。

四诊:服上药九剂,前额部疮疡全部退净,局部皮肤发暗,留有疮疡愈后之痕迹。停药随访观察,一月后病又复发,前额部又出现新的疮疡,表面有渗出液。又用上方3剂后病愈,观察数月,再未复发。

编者按:黄水疮乃湿邪为患,今人赵炳南乃皮科大家,所创"土槐饮"以祛湿凉血解毒为功,在辨病与辨证相结合下临证选用,确有截效。但观权氏案,总是以六经为主,以开腠理见阳光之法,恢复机体自愈机制,让人领略其伤寒之功矣。

(六)葛根汤案二

王××,男,25岁,皋兰县人,通渭县农机厂工人。1973年4月18日初诊。

患者于三月前因出差坐汽车时由于汽车发生事故后致头部外伤而发生右侧口眼歪斜,左眼闭不住,左前额抬头纹消失,左口角漏口水,舌向右歪斜,左鼻唇沟消失,说话漏气,言语吐字不清。经当地医院以祛风方药治疗数月无效,遂来兰诊治。辨证为因外伤致阳明经络受阻。

方用葛根汤加桃仁、当归治疗:葛根12克,桂枝6克,麻黄9克,生姜9克,炙草6克,白芍6克,大枣4枚,桃仁9克,当归9克。水煎分2次服,3剂。

二诊:患者服上药后前额部开始出现皱纹,左眼闭合较前为好,面部自感较前柔和。继用上方。

三诊:患者服上方后,病情继续好转。服药30余剂,病告痊愈,患者闭眼自如、前额抬头纹恢复,口亦不歪,语言吐字清晰,吃饭喝水如常。停药观察数月,再未复发。

编者按:外伤所致,亦以六经辨证,旬月而愈,让人赞叹不已。前医套用祛风类药物治疗未效,是执产欲加,权氏胸中未用先入为主的思想,虽为外伤所致,但系阳明之证,故于葛根汤稍加活血通络之品,其证渐愈。这充分证明病是机体自我修复的,我们只要在最恰当的时候帮它一把,而非过多地干预它。

（七）葛根汤案三

李××，男，18岁，甘肃成县抛砂公社社员。1970年7月18日初诊。

患者由父亲搀扶来就诊时，自述左膝关节肿胀疼痛已半月余，无发冷发热，大小便均正常。检查：左膝关节外踝部肿胀、有压痛，皮肤颜色正常，局部并不红肿，膝关节屈伸和走路时疼痛加剧，走路跛行，但不活动时不痛。西医诊断为左膝关节滑囊炎。患者舌体胖，苔薄白，脉滑。辨证为湿留足阳明经。

方用葛根汤加苍术、茯苓治疗：葛根12克，麻黄9克，桂枝6克，白芍6克，炙草6克，生姜9克，大枣4枚，苍术12克，茯苓9克。水煎分2次服，3剂。

二诊：患者服上药后，疼痛大为减轻，走路已不需别人搀扶而自行五华里（2.5千米）来就诊，但走路时仍有疼痛。患者坐位作膝关节屈伸活动时已不疼痛，局部肿胀也较前缩小。脉舌仍同上。继服上方3剂。

三诊：患者服上方三剂后，疼痛又有减轻，走路时已不甚疼痛，只是走路多时仍感疼痛，尤其走下坡路时疼痛加剧。局部膝关节肿胀已不明显，尚有深压痛。舌淡红，苔薄白，脉弦。仍用上方去苍术、茯苓，再服3剂。

四诊：患者服上药后，走平路已无疼痛，唯在负重物时尚有疼痛感，局部肿胀、压痛全都消失。嘱其间断服用上药，以善其后。

体会：人体前额和膝关节外踝部均为阳明经脉循行之部位，而葛根汤是治太阳经证未罢转入阳明经证无汗之方剂，所以方名不称麻桂汤而叫葛根汤者，是侧重阳明一边，为阳明经证无汗之主方。以上三案，案五为阳明经湿热，故加苍术、连翘以除湿清热。案六为外伤而致阳明经之气血瘀阻，故加当归、桃仁以活血；案七为湿邪阻滞阳明经脉，故加苍术、茯苓以燥湿、渗湿；四诊去苍术、茯苓者，是取其肿胀已消、湿邪已去之故。

编者按：滑囊炎一症，其既是病理产物，又是致病因素，因属湿邪，故而缠绵难愈，现代医学倒是简单，一抽了事，但是往往旋抽旋肿，不算疑难病，但确多见，基层尤甚。我们会如此笃定地运用吗？当然不是机械的照搬，但就这个理法而言，因为我们的见地不够，定力不够，乃至于会有"古人效如桴鼓，我们桴鼓难应"之问？这个问题应该由我们自己回答，我们要坚信"言病不治者，未得其术也"。

(八)柴胡桂枝汤案

杨××，女，28岁，通渭县毛织厂工人。1980年3月25日初诊。

患者于3日前突然头痛难忍，前后掣痛，伴有发冷发热。舌淡红，苔薄白，脉浮略数。

方用柴胡桂枝汤：柴胡12克，黄芩4.5克，党参4.5克，半夏6克，甘草8克，桂枝4.5克，白芍4.5克，生姜6克，大枣4枚。水煎分2次服，3剂。

二诊：服上药后，诸症皆消，再未用药。

体会：患者头痛之特点为前后掣痛，前额为阳明，后头为太阳，前后掣痛为病邪欲出不能出、欲入不能入之征象。故用本方，取其少阳为枢，以小柴胡汤开枢纽，使病邪向外转输；用桂枝汤使风邪从太阳而解，则诸症自愈。

编者按：前后掣痛者，正邪之战甚矣，以此导邪由太阳而出，是给邪以出路。其伴有发冷发热，是正邪相争之象，说明其由外感引发。《伤寒论》云："伤寒六七日，发热，微恶寒，支节烦疼，微呕，心下支结，外证未去者，柴胡桂枝汤主之。"

(九)小柴胡汤案一

李××,男,46岁,兰州市人,干部。1978年12月6日初诊。

患者左侧偏头痛三月余,疼痛为发作性胀痛,伴有恶心、视物不清及头晕。但眩晕时周围屋物不转,发作的时间不定,似与情绪有关,每当精神紧张或情绪激动时易发作。舌边尖红,苔薄黄,脉弦细。辨证为少阳头痛。

方用小柴胡汤加减:柴胡24克,半夏12克,茯苓12克,党参9克,葛根12克,生姜9克,大枣4枚。水煎分2次服,3剂。

二诊:患者服上药3剂之后头痛止,也不再眩晕。但视物仍觉模糊,视力容易疲劳,舌尖红,苔薄白,脉弦细。辨证为肝血不足,故又改用逍遥散加减治之。白芍、当归各9克,柴胡、茯苓各12克,白术、炙甘草各6克,薄荷、煨姜各8克,生牡蛎12克。水煎分2次服,3剂。

体会:少阳经在侧,偏头痛是属少阳经病变,故用本方获效甚速。去黄芩加茯苓者,因有眩晕,仲景谓无痰不作眩,取其淡渗利湿之意;加葛根者,以疏通经络,通则不痛,头痛自止。二诊用逍遥散者,以肝胆相表里,两者在病理上常相互影响,在治疗上也可互治或兼治。但逍遥散不在此例,故不详述。

编者按:肝胆者,表里也。初以小柴胡汤解外候,次以逍遥散复内虚,和法之用,淋漓尽致。胆属甲木而主降,肝属乙木而主升。甲木降而痛除,乙木弱而升难,故稍作增损,药变而法不变。更可道者,木土相协,其风自平。

(十)小柴胡汤案二

魏××,男,34岁,庆阳县人,医生。1957年3月18日初诊。

患者三天前右眼外眦发红疼痛,西医诊断为急性巩膜炎。舌淡红,苔薄白,脉弦。

方用小柴胡汤加减:柴胡24克,半夏12克,桂枝9克,甘草9克,黄芩9克,生牡蛎12克,生姜9克。水煎分2次服,2剂。

二诊:患者服上药1剂后,右眼红疼减轻。服第2剂后,其症全消。

体会:本方为少阳之主方,目外眦为少阳经脉所起之处,故用本方治疗获效。方中去党参加桂枝者,因本病属风邪为患,恐党参滋腻留邪,故改用桂枝以疏散风邪;去大枣之甘腻,加生牡蛎以益肺阴,取其巩膜属肺,红为火热之邪,故加具有海水之精的牡蛎以胜之。

编者按:该案很好地启示了经络学说在方药上的指导意义,盖因六经辨证,片刻不离经络,故六经辨证和八纲辨证亦因经络而难解难分,贯穿其间。《灵枢·经别》中讲道:"十二经脉者,人之所以生,病之所以成,人之所以治,病之所以起,学之所以始,工之所以止,粗之所易,上之所难。"而后世更是认为"学医不知经络,开口动手便错",诚然如斯。

(十一)小柴胡汤案三

刘××,女,16岁,兰州市人,学生。1978年12月4日初诊。

患者平素身体健康,发育良好,以往月经正常,惟来月经时持续时间较长,数量较多,颜色鲜红,无血块,有痛经史。此次月经来后第四天,晨起突然牙痛,张口闭口困难,牙关发紧,遂来我院口腔科门诊就诊。经检查并未发现异常,故又转中医科门诊治疗。当患者候诊时突然发生抽搐,抽时头颈部向左向后仰斜,呈角弓反张状,面部皮肤绷紧,颈项部发硬,嘴向左歪斜,呈半张口状。患者由于痛苦而呻吟不止,甚则流泪啼哭。抽搐持续两分钟左右,间隔十余分钟后又发作一次。血象:白细胞总数14 300/立方毫米,中性粒细胞74%,淋巴细胞23%,单核细胞3%;体温37.4℃,舌红,苔薄黄,脉沉细数。又经神经科会诊,神经系统检查未发现异常。中医辨证为三阳合病,血虚风动。

方用小柴胡汤加减:柴胡24克,甘草9克,生姜9克,葛根24克,花粉12克,桂枝9克,白芍8克,生牡蛎12克。水煎分2次服,3剂。

二诊:患者当日诊病回家后,又曾抽搐数次,自感头痛,遂即煎服上药,之后再未抽搐。现自感头痛、耳鸣、目干,自汗盗汗,晨起时颜面浮肿,血尿常规化验未见异常,体温36.4℃,舌尖红,苔薄黄,脉沉细数。辨证为三阳为病,余热未清。故仍用本方加减:柴胡24克,半夏12克,党参9克,甘草9克,茯苓12克,生姜9克,杏仁9克,葛根12克,大枣4枚。水煎分2次服,3剂。

三诊:患者服上药三剂后,诸症自愈。但自感小便时尿道有不适感,舌尖红,苔薄白,脉弦细。用本方去黄芩,加茯苓12克治之。后经数月,随访得知,服上药后诸症消失,抽搐再未复发。

体会:月经期中风,早在《伤寒论》中就有记载,名之为热入血室,其具体条文有三。

其一为:"妇人中风,发热恶寒,经水适来,得之七八日,热除而脉迟身凉,胸胁下满如结胸状,谵语者,此为热入血室也,当刺期门,随其实而泻之。"该条文说明表证已解,病已入血,血蓄胸胁,郁热上乘,故刺期门以泻肝血之实,热去血室得清,则诸症可愈。

其二为:"妇人中风七八日,续得寒热,发作有时,经水适断者,此为热入血室,其血必结,故使如疟状,发作有时,小柴胡汤主之。"此文为热入血室相结之证,邪阻血道,正不能通,正邪相争,正胜则热,邪胜则寒,故使成疟状而发作有时。所以用小柴胡汤解热散邪,邪去则血热自厥。

其三为:"妇人伤寒,发热,经水适来,昼日明了,暮则谵语如见鬼状者,此为热入血室,无犯胃气及上二焦,必自愈。"此文属于经水适来热入血室而成实热,不可用汗、下、吐法损伤胃气及上二焦。经水适来者,则热随血去,必能自愈;若不解者,亦可刺期门或用小柴胡汤加减治之。

以上三条所治之证,在临床上较为多见,常以法治之屡治屡效,且临床报道也较多。但对经期抽风之证,临床上比较少见。此少女经期抽风,深究其病机亦与热入血室相似,以法治之,也取卓效。

初诊时,因患者平素月经量多,经期有延长之象,说明患者素体阴血不足,又加之经期外感风邪,则阴血更伤,筋失所养,故产生筋燥抽搐。其所以向后抽者,则为太阳筋燥变短之故。根据《金匮要略》对痉症的治疗法则,理应用瓜蒌桂枝汤以解肌润筋,但考虑到桂枝汤是《金匮要略》妊娠篇保胎第一方剂,患者月经正行,用之恐有碍月经而阻其经血,致生他病;又加之患者抽搐时向后向左侧仰斜,是少阳经受累之征象,因少阳经行侧面。故根据热入血室之治法,用小柴胡汤通利枢纽,疏通三焦。三焦气机通畅,则上焦得通,津液得下,经脉得养,使燥者润之、短者舒之,而抽搐自解,其病自愈。于本方中去党参之甘缓,加桂枝以散风邪;去半夏之燥,加花粉以清热生津;去大枣之壅滞,加生牡蛎以益阴镇痉;恐黄芩苦寒,有碍脾气散精,而易以白芍以益肝阴;另加葛根以清热生津、疏通经络。

二诊时,患者头晕、耳鸣、口干,说明上焦有热;自汗盗汗说明邪正相争,晨起颜面肿为肺气不宣之故,苔黄,脉细弱为虚热之象,故仍用小柴胡汤主治,加茯苓、杏仁以宣肺利水,加葛根以清热生津,使余热得清,肺气得宣,而面肿等症自愈。

三诊时,患者惟感小便时尿道不适,是下焦如渎之功能尚未完全恢复。故于本方中去黄芩加茯苓,以助下焦决渎之功能而获全效。

编者按:学习上案,我们看到了小柴胡汤的一专多能,这就是经方的魅力,就是经典给我们的神奇。那么它的机理在哪呢?除了仲景"观其脉症,知犯何逆,随证治之"十二字心法外,那就是少阳的独特存在,盖少阳不唯三阳之枢纽,亦全身之枢纽,即阴阳之枢纽。贠克强先生提出过"三焦四道说",即水道、火道、谷道、神道。正如《内经》所谓"升降出入,无器不有"。还有一个重要的思想就是"和",时至今日,我们社会也提倡和谐社会,这是同我们的文化一样,是尚"和"的。我们知道小柴胡汤就是"和法"的代表,至此,我们也明白它为什么不同凡响了。

(十二)小柴胡汤案四

姜××,男,52岁,吉林省人,第八冶金公司干部。1978年2月20日初诊。

患者发热半月余,于本公司职工医院住院治疗,并经多种检查,其发热原因仍不明。患者发热有其定时,每在下午四五点时发热,体温波动在38~39℃之间;脉弦略数。辨证为实热发热。

方用小柴胡汤加芒硝:柴胡6克,半夏8克,党参3克,甘草3克,黄芩3克,生姜3克,大枣1枚,芒硝6克。先水煎诸药,去渣后纳芒硝微沸后1次温服,1剂。

二诊:患者服上药1剂后,泻下稀便数次,体温降至正常,脉平。停药观察数日,再未发烧,病愈出院。

体会：本方为仲景治疗日晡所发潮热之方剂。此患者发热之特点与此相符，故用之获效甚速。

编者按：日晡潮热是指午后四五点钟时的发热，热有定时。这种潮热不仅自感发热，体温也随之升高。下午四五点是申时，为什么申时即热呢？发热的机理是什么？发热即正邪斗争的过程，我们从《伤寒论》知道，阳明病欲解时是从申至戌上，此时阳明欲降而不得，故于小柴胡汤解枢机，能使邪外出，加芒硝咸寒，导热邪从下而泄，阳明自降，热自解。

（十三）乌梅丸案一

莫×，男，48岁，河南省人，干部。1978年10月16日初诊。

患者半年来自感头顶疼痛，伴有视物模糊，劳累后加重，手足心发热，烦躁易怒。有慢性肝炎史，近月来肝功已转正常。舌质暗，苔薄白，脉弦细。

方用乌梅丸：乌梅15枚，黄柏3克，黄连8克，干姜4.5克，党参3克，桂枝3克，川椒2克，细辛3克，附子3克，当归2克。水煎分2次服，3剂。

二诊：患者服上药后，自感头痛减轻，但视物仍模糊。舌质暗，苔薄白，脉弦细。仍用上方，再服3剂。

三诊：患者服上药后，巅顶已不痛，视力也大为好转，自感头脑较前清爽。继用上方再服3剂，以善其后。

体会：厥阴之脉达巅顶，今肝阴不足，阴血不能荣于上，故头痛、视物不清。《金匮要略》云："夫肝之补，补用酸，助用焦苦；益用甘味之药调之。"乌梅丸正符此意；它并非单纯驱虫之剂，而是厥阴经之总方。故用本方补肝之体，则诸症自除。

编者按：厥阴病为里虚而阴阳寒热错杂之症。又厥阴为三阴之阖,厥阴之病,在于阴未尽消、阳欲来复,往往变化多端、寒热虚实错杂,治则总不离温、清、补、泻,故乌梅丸为顺应"厥阴为阖"之厥阴病寒热错杂之主方。

(十四)乌梅丸案二

魏××,男,14岁,通渭县城关公社,学生。1956年2月24日初诊。

患者感冒后继而发生神志不清,时喊胃脘疼痛,伴有四肢不温、口唇青紫。舌质暗,苔黑而燥,脉似有似无。

方用乌梅丸,6丸(每丸重3克),并嘱其于午后和夜晚各服3丸。

二诊:服上药1次后,夜半孩子神志即转清醒,又进服3丸后患儿解黑稀便1次,病情大为好转,四肢转温,口唇转红。但自感气短、咳嗽,有痰色黄量多。舌质暗,黑苔稍退,不燥尚有津,脉细稍数。改用竹叶石膏汤:党参9克,炙甘草6克,生石膏48克,粳米9克,半夏9克,竹叶6克,麦门冬18克,水煎分2次服,1剂。

三诊:患者服上药后,诸症消失。舌质红润,苔薄白,脉平。停药观察,再未复发。

体会:乌梅丸为厥阴病之主方,而厥阴病属阴阳错杂之证。患者神志不清,苔黑干燥,为热证;四肢不温,脉似有似无,为寒证。有热有寒,符合厥阴病病理。《伤寒论》又云:"厥还则生,厥不还则死。"患儿服上药后病情由厥转热,是厥还之兆,本宜用白虎汤治之。但因患儿气短、咳嗽、痰多,又符合大病瘥后,虚羸少气、气逆欲吐的竹叶石膏汤证,故用之而收全效。

编者按:厥阴之复为阴尽阳生,极而复返。然大病瘥后,虚羸少气者竹叶石膏汤主之乃《伤寒论》中(《辨阴阳易瘥后劳复病脉证并治》)为仲景论述大病瘥后防患劳复明训之方证。从此案病证前后方证之变化可见权氏对伤寒六经阴阳、表里、寒热,虚实的病证变化之法及方证,明辨通达而运用自如。

(十五)小续命汤案

孙××,男,70岁,通渭县城关公社人。1950年4月6日初诊。

患者于晨起时发现左半身瘫痪,但语言仍清晰、神志清楚,伴有发热、恶寒。舌红,苔薄白,脉浮。辨证为半身不遂的中风证。

先以小续命汤解其外候,而后用侯氏黑散治疗:菊花120克,白术30克,防风30克,桔梗24克,黄芩15克,细辛9克,干姜9克,党参8克,茯苓9克,当归9克,川芎9克,生牡蛎9克,矾石9克,桂枝9克。共为细末,每服3克,开水冲服,一日2次。开始服药20天,吃热食;中间20天,吃温食;后20天,吃冷食。共60天为1疗程,禁食鱼肉、大蒜。患者服药期间,经常观察,自感上、下肢渐有力;但服至50天后,腹满纳减;服至60天,停药后,腹满又消失,食欲好转,上、下肢能自动活动,不需人搀扶而能步行。

体会:祖国医学认为,"邪之所凑,其气必虚。"中风一证,是体虚而风中之,故用本方填窍以息风,所以在服药50天后自感腹部满,是窍空得填之征象。于是,外而新风不能入,内而旧风不能容,则其病自愈。

编者按:《医学三字经》云:"人百病,首中风,骤然得,八方通,闭与脱,大不同,开邪闭,续命雄,回气脱,参附功,顾其名,思其义,若舍风,非其治,火气痰,三子备,不为中,名为类,合而言,小家伎。"中风之病证正如权氏所言:乃"体虚而风中之",然闭脱二证体虚为本而寒、热、湿、燥、痰、火、瘀、堵、实为标,故临证鉴别当细辨其证,因其证施治以获奇效。

（十六）古今录验续命汤案

孔××,男,44岁,通渭县人,通渭县食品厂干部。1979年5月25日初诊。

患者一月前于某早晨起床时,突然发生右侧半身不遂,并伴有失语、自汗、遗尿。立即送医院抢救,病情稳定后,仍有半身不遂、失语,遂特邀中医治疗。舌质暗,苔白滑,脉弦滞。辨证为中风不语、半身不遂。

方用古今录验续命汤治疗:麻黄9克,桂枝9克,党参9克,甘草9克,干姜9克,生石膏9克,当归9克,川芎4.5克,杏仁4.5克。水煎分2次服,3剂。

二诊:患者服上药后,上下肢稍能活动,下肢好转更著;能发单字音,唇音多于舌音。脉舌同上。继用上方,再服3剂。

三诊:又服上方3剂后,已能开始下地试走,发音也较前好转,能发3~4个字的连续音,脉弦而不滞。继用上方,再服6剂。

四诊:服上方6剂后,经别人搀扶可步行300~500米,上肢能自动作展肘伸肘活动。但仍感无力,发音较前清晰有力。遂改方调养。

体会:《金匮要略》谓:"夫风之为病,当半身不遂……邪在于络,肌肤不仁;邪在于经,即重不胜(读升);邪入于脏,舌即难言。"该患者上证俱备,为风邪中络中经中脏,故用本方以发肌表之风邪,并通经络、调营卫,内外兼治,无有不到,因而获效较速。本方治半身不遂,若为病之初期轻症,用本方可获全效。若病情较重者,则是治疗本症过程中的一个阶段。所以,该患者在病情好转后,即改方调养。

编者按:权氏谓"该患者上证具备,为风邪中络中经中脏",故中风后遗症为风邪中络中经中脏后邪去未尽而正虚之气血、经络未复常之遗症,故以古今录验续命汤攻补兼施,内外兼治,扶正祛邪以复其常。

（十七）苦酒汤案

张××,男,47岁,陕西省人,甘肃省农机局干部。1975年3月18日初诊。

患者两三年来经常发生失音,伴有耳聋,但经治疗后两三天即愈。此次发生后经多方治疗不愈,已迁延两月之久,故邀中医治疗。患者自感咽干声不出。脉细数。辨证为少阴阴伤失音。

方用苦酒汤治疗:半夏3克,鸡子1枚(去黄),苦酒(醋)少许。将半夏、苦酒放在鸡子壳内,并将鸡子壳放在有柄的环内,放火上煎3沸,去渣,少少含咽之。每日1剂,3剂。

二诊:患者服上药3剂后,咽干好转,声音稍出。继服上药,共服11剂后,咽不干、声音出,听力也随之好转,脉象转平。停药观察数月,再未复发。

体会:少阴之脉上系舌本,患者咽干脉数为少阴阴伤不能上荣于舌本而致失音。故用本方润燥养阴,使阴津上承而声自出。

编者按:《伤寒论》原文:"少阴病,咽中伤,生疮,不能语言,声不出者,苦酒汤主之。苦酒汤:半夏洗破如枣核十四枚,鸡子一枚去黄,内上苦酒,着鸡子壳中。上两味,纳半夏,着苦酒中,以鸡子壳着刀环中,安火上,令三沸,去滓,少少含咽之,不瘥,更作三剂。"张令韶曰:"此治少阴水阴之气,不能上济君火也。音在心主言,在肺主声,皆由少阴之生气所出。然少阴阴伤则水阴之气不能上达济心火润舌本,故不能言语,出声音也。"又张隐庵曰:"人之声音,乃阴中之生气而出。半夏生于夏半,感一阴之气而生。《易》曰:'天一生水,地六成之.'故能开发声音,破十四枚者,七为奇数,偶七而成十四,足偶中之奇,取阴中之生阳也。鸡子白属金而象天,肺主金主气主天,助肺以滋水之上源也。刀为金器,环者还也,取金声还转之意也。苦酒者醋也,味酸,金遇木击则鸣矣;鸡子甘寒,半夏辛温,辛甘化阳,酸甘化阴也。火上三沸者,乃金遇火而伏,故水气升,金气清,则咽干得滋润而声音出。"

(十八)逍遥散合消瘰丸案一

窦××,女,3岁,兰州市人。1972年5月24日初诊。

患儿右侧耳根部肿胀、疼痛10多天,西医诊断为腮腺炎。右颈部肿大如鹅蛋大小之较硬肿块,局部疼痛,但不发烧。

方用逍遥散合消瘰丸治之:当归9克,芍药9克,柴胡12克,茯苓12克,白术6克,甘草6克,煨姜5克,薄荷3克,生牡蛎9克,元参9克,浙贝母9克。水煎分2次服,3剂。

二诊:患儿服上药后,局部肿块缩小如鸡蛋大小,局部变软,疼痛减轻。而连服10余剂后,肿块消失,病属痊愈。

体会:耳后为少阳胆经部位,肝胆相表里,因不发热,说明表证已解,即从里治。故用本方以疏肝解郁,合消瘰丸以软坚散结,获得满意疗效。

编者按:消瘰丸出自清代程国彭的《医学心悟》卷四,又名消疬丸。方由玄参、牡蛎、贝母各四两(120克)组成。共为细末,炼蜜为丸,每服三钱(9克),开水送下,日二服。功能主治:方中贝母苦甘微寒,清热化痰,消瘰散结,为君药。牡蛎咸微寒,软坚散结;玄参苦咸而寒,软坚散结,清热养阴,既能助贝母、牡蛎软坚散结以消瘰,又可滋补肝肾,共为臣药;三药合用,共奏清热化痰、软坚散结之功。主治瘰疬,痰核,瘿瘤,以及现代医学诊断认为的淋巴结肿大,是皮下包块、甲状腺疾病的实证常用方剂。以部位经络辨证两侧耳根部位足少阳胆经循行所过之处,少阳与厥阴互为表里,此患者以右颈部肿大如鹅卵大小较硬之肿块,局部疼痛为主为实证。肿大、有肿块较硬,疼痛;乃经络郁阻,不通则痛,故权氏以逍遥散疏肝解郁,合消瘰丸软坚散结,标本兼治,疏通经络;疼痛减,肿块消,病痊愈。临证中此证若实热疼痛盛者可与丹栀逍遥散合消瘰丸加减,可作参考。

(十九)逍遥散合消瘰丸案二

王××,男,2月,通渭县人。1979年1月13日初诊。

患儿生后20天,突然发现腹部发硬,40天后腹部胀大明显,未予治疗。近10天来,小儿吃奶时恶心,小便前哭闹,小便一次不能解完,大便呈姜黄色,内有奶瓣,一日1~2次,入睡后易惊。检查:患儿发育尚好,全身皮肤无黄染,心律齐,心率142次/分,未闻及病理杂音,肝大在锁骨中线肋下6厘米,质较硬,脾大在锁骨中线肋下4厘米,质较硬;无腹水征。超声波检查:脾(+),腋中9肋间厚2.5厘米,肝锁骨中线上界5~6肋间,肝锁骨中上下缘12厘米,第6肋间厚度11.2厘米,肝在胸骨旁线下8.2厘米,肝在腋前肋下6.0厘米,波形为较密微小波。西医诊断为肝脾肿大待查。

方用逍遥散合消瘰丸治之:当归4.5克,白芍4.5克,柴胡6克,茯苓6克,白术3克,炙甘草8克,煨姜1.5克,薄荷1.5克,生牡蛎4.5克,元参4.5克,浙贝母4.5克。水煎分3次服,3剂。

二诊:患儿服上药后,诸症均有所减轻,不再恶心,小便如常,尿前再不哭闹。继用本方服至70余剂,诸症消失。做超声波检查,肝脾恢复正常大小,肝波稀疏。停药观察,至今小儿已半岁,仍未反复。

体会:祖国医学认为胁下属肝胆部位,并有"胁下痞硬"之说。若有表证者,仲景有小柴胡汤去大枣加牡蛎之名训。该患儿无表证,故可直从肝治之,而用疏肝解郁、软坚散结之方药,获取良效。

编者按:肝脾肿大属于祖国医学的胁痛、积聚、癥瘕等病证范围。中医学认为,本病的发生多因情志郁结、饮食失节、肝脾不和,引起肝脾两伤,肝失疏泄条达,而致肝气郁结,故两胁胀痛。气郁则血行不畅形成气滞血瘀,发生肝脾肿大。此证患儿肝脾肿大的腹部发硬具体部位为肝胆部位,根据《伤寒论》诊断为"胁下痞硬"证,有表里、寒热虚实之辨,表证从少阳胆经论治,有小柴胡汤加减;里证从厥阴肝经论治,以逍遥散加减,疏肝解郁,调和肝脾;有标实肿大、硬块者合消瘰丸软坚散结,消散肿块,攻补兼施,以获其效。

(二十)磁朱丸案

陈××,女,26岁,通渭县陇阳公社社员。1954年4月12日初诊。

患者妊娠3月后,一日突然昏倒,不省人事,双目上视,牙关紧闭,双拳紧握,头向后仰,颈项强直。但不遗尿,1~2分钟后自醒。之后,上症经常发作,每月发作数次,直至分娩后上症仍频繁发作,故来就医。脉平。辨证为痫证。

以其发作时口不吐白沫,故用磁朱丸治疗:神曲120克,磁石60克,朱砂30克。共为细末,炼蜜为丸如麻子大,每服6克,开水冲服,每日1次,晨起空腹服。

二诊:患者在服药过程中,病情发作次数增多,一日发作多次,但发作时持续时间缩短,几秒钟后发作即逐渐停止。患者坚持将一料药服完后,停药观察数月,上症再未复发。

体会:本病为惊恐所得,惊则伤心,恐则伤肾,心肾受伤,津液不足,筋失濡养,则发为抽搐。心肾不交,心阳独亢,神失所守,则发为昏迷不省人事。由于本病尚未累及于脾,所以口不吐白沫。故用本方益阴潜阳、安神定志、交通心肾,使心肾相交,则虚者补、亢者平,而获疗效。

编者按:"子痫",病名。出自《诸病源候论》卷四十二:"体虚受风,而伤太阳之经,停滞经络,后复遇寒湿相搏,发则口噤背强,名之为痉。妊娠而发者……名子痫。"亦名子冒、子晕、妊娠痉、妊娠风痉、风痉、妊娠痫症、儿晕、儿风、儿痉、胎风。症见妊娠期突然昏仆,四肢抽搐,双目直视,牙关紧闭,口吐白沫,面色青紫等,少时自醒,醒后又复发的病症,此又称子痫发作。而在发作之前,每见剧烈头痛、眩晕、视物模糊、恶心、四肢震颤、下肢浮肿等,为子痫先兆,应预防子痫发生。此症多由平素肝肾阴虚,孕后聚血养胎,阴血益虚,阴虚阳亢,导致肝风内扰,虚火上炎,引动心火、风火相扇所致。

(二十一)小陷胸汤案

杨××,女,32岁,兰州市人,团结新村小学教员。1978年5月8日初诊。

患者于初产后2月患急性乳腺炎,经多方治疗无效,遂来求诊。诊病时,右侧乳腺明显肿大,局部红肿发硬,疼痛难忍;脉数。

方用小陷胸汤:全瓜蒌6克,半夏6克,黄连3克。水煎分2次服,3剂。

二诊:患者服上药后,红肿开始消散,疼痛减轻,但脉仍数。故仍用上方,再服3剂。

三诊:服上药后,诸症消失。

体会:本方仲景用以治小结胸病正在心下,按之则痛。乳腺炎为胸部红肿热痛的病变,故用本方治之,取其高者陷之之意。

编者按:乳痈为中医病名,相当于现代医学的急性化脓性乳腺炎,是乳腺的急性化脓性感染等。本病多发生于产后哺乳的妇女,其临床特点是乳房结块,红肿热痛,溃后脓出稠厚,伴恶寒发热等全身症状。

《伤寒论》138条:"小结胸病,正在心下,按之则痛,脉浮滑者,小陷胸汤主之。"

小陷胸汤清热化痰开结。方中黄连苦寒,清泄心下热结;瓜蒌实甘苦微寒而滑润,清热化痰,宽胸散结,导痰下行;半夏辛温,化痰浊,降逆气,消痞散结。三药相配,共奏苦降辛开、清热化痰、散结宽胸、消痈之功。明代医家王肯堂在其著述之《证治准绳》中论述"陷胸汤"曰:"邪结胸中,处至高之分,宜若可吐;然邪气与胸中阳气相结,不能分解,壅于心下,为硬为痛,非虚烦膈实者所可同,故须清上攻下之。低者举之,高者陷之,以平为正,故曰陷胸也。"然权氏在此证中选用本方治之,取其高者陷之之意也!

(二十二)小半夏茯苓汤案

牛××,男,50岁,定西城关公社居民。1962年9月18日初诊。

患者咳嗽,吐白色稀薄痰已4年余,伴有气短、气促。每遇天气变化时症状加重,平时容易感冒,病情严重时影响睡眠。西医诊断为慢性支气管炎。舌质暗,苔白滑,脉滑而动,辨证为痰湿阻肺、发为咳嗽。

方用小半夏茯苓汤治疗:半夏12克,生姜12克,茯苓12克。水煎分2次服。

二诊:患者服上药10余剂后,病情好转,症状消失。第2年随访,病告痊愈,再未复发。

体会:"脾为生痰之源,肺为贮痰之器。"本病由于脾失健运,水津不能四布,酿而为痰。痰湿阻滞气机,影响肺气肃降,使肺叶上举而发为咳嗽。故用本方降逆利气导水,使气机通畅。肺气得降,水因降而行,则咳嗽自平;痰湿化,诸证解。

编者按:《内经》曰"形寒饮冷则伤肺",又《难经》谓"重寒则伤肺"。肺主治节,节者乃节气、时节、候令也,然案中患者每遇天气变化时症状加重,感节气之变而复发。平时容易感冒为正气虚,正虚不抗邪,邪伤其形,病情严重时影响睡眠为痼疾感邪伤其神,故此患者形、神共伤。所谓"内伤咳嗽"者乃内有伤正而无外感表证,发于里也。权氏四诊合参,辨证为痰湿阻肺,以小半夏茯苓汤施治而愈。

(二十三)麦门冬汤案一

陆××,男,50岁,兰州大学干部。1980年3月23日初诊。

患者于7天前突然鼻出血不止,尚伴有轻微咳嗽,平素有慢性气管炎和高血压病。住院后血压波动在150/100~120/80mmHg之间。化验:血红蛋白70克/升,血小板124×10⁹/升,出血时间1分钟,凝血时间1分30秒。

体查:鼻腔有渗血,无明显出血点。舌红,苔薄白,脉关尺滑数有力而两寸无力。诊断为鼻衄。

方用麦门冬汤止逆下气,方中去逗留热邪之粳米,加润燥之蜂蜜,再加竹茹以清络脉之热。方药:麦冬21克,党参6克,半夏9克,炙甘草6克,大枣4枚,蜂蜜30克,竹茹30克。水煎去渣入蜜,搅匀服,3剂。

二诊:服上药1剂后血即止,嘱其再继服2剂以巩固疗效。诊其脉,两寸较前有力。患者要求改治慢性气管炎,故又用二陈汤加杏仁、竹茹以治之。

编者按:鼻衄者乃中医学诊断病证名,简而言之为鼻出血。学习此案由权氏辨证用药可知,出血一证,无一味止血之药;观今时之弊,"赛卢之医"不细辨其证,未审证求因,不畏伤其正气,一见鼻之出血,便出血止血,清热泻火。学习此案,可启吾后学,"出血"之证;当以仲景辨证论治之"观其脉证,知犯何逆,随证治之"此十二字心法,铭记于心,临证施治,不随其今时之流弊也。

(二十四)麦门冬汤案二

王××,女,14岁,秦安县人,学生。1968年6月15日初诊。

患者患脑膜炎,经西医治愈后,经常口吐涎沫不止,吃东西时尤著,且伴有性情烦躁、易怒。舌淡红,苔薄白,脉平不数。

根据《伤寒论》"夫病瘥后,喜唾,久不了了者,当以丸药温之,宜理中丸"之意,给予理中丸治之,结果效果不显;又根据《金匮要略》"上焦有寒,其口多涎"之意,给予苓桂术甘汤治之,仍无效果;继又据《金匮要略》"肺痿,吐涎沫"之意,其寒者用甘草干姜汤治之,但因上面曾用多种温补之方无效,故用治"肺痿"之属热的麦门冬汤治之。方药:麦冬21克,党参9克,半夏6克,炙草6克,大枣3枚,粳米9克。水煎分2次服,3剂。

服上方3剂后,初见疗效,口吐涎沫有所减少,说明药病相投,故在上方中逐渐加重半夏、麦冬之药量,最后半夏加至24克、麦冬加至60克,每日1剂,连服20余剂,病愈涎止。

体会:本方在《金匮要略》中用于火逆上气、咽喉不利之证。以上两案患者,虽一为鼻衄、一为吐涎沫,但二者均为热迫肺津,使肺气不能下降所致。鼻衄属血为热迫,随气而逆为鼻衄;吐涎沫属肺失宣降,使水津不能四布而上溢为吐涎沫。通过上述两例病案,使人更进一步体会到血为热迫,血热妄行,以及肺能输布水津之功能的确切涵义。

编者按:现代医学认为脑膜炎是中枢系统感染性疾病的一种。脑膜炎是脑膜发炎,脑膜炎分病毒性脑膜炎、细菌性脑膜炎、无菌性脑膜炎。中医学称之为发热性疾病。此案中患者以脑膜炎治愈后"吐涎"为主,属脑膜炎后遗症;"吐涎"为中医学诊断病证名,简而言之为口吐涎沫。观《伤寒论》"夫病瘥后,喜唾,久不了了者,当以丸药温之,宜理中丸",《金匮要略》"上焦有寒,其口多涎",苓桂术甘汤主之;"肺痿,吐涎沫而不咳者",其人不渴,必遗尿,小便数,所以然者,以上虚不能制下故也,此为肺中冷必眩,多涎唾,甘草干姜汤以温之。多为虚寒之证,治以温补。而权氏见微知著以"性情烦躁、易怒"为辨证眼目,辨其为郁热伤肺,热迫肺津证,以麦门冬汤降火下气,润肺生津,复其升降,守方施治,以致病愈涎止。

(二十五)黄芪建中汤案

王××,男,48岁,庆阳市人,干部。1965年11月16日初诊。

患者患风湿性心脏病多年。近数月来,疲乏无力,心慌气短,颜面浮肿,小便不利,多卧床休息。经用利尿药后,患者视物不清,更为疲乏。中医曾用炙甘草汤治疗,亦不见效。脉结代无力。

方用黄芪建中汤加杏仁、茯苓治之:炙黄芪9克,桂枝9克,白芍18克,炙草6克,生姜9克,大枣4枚,饴糖24克,茯苓9克,杏仁4.5克。水煎分2次服,3剂。

二诊:患者服上药后,疲乏稍减,小便利,视物清晰,脉结代稍有力。继用上方服至10余剂,病情好转,浮肿消失。

体会:祖国医学认为,心主血脉,肺主气,宗气积于胸中,贯心脉、司呼吸。若气虚则不能贯心脉、司呼吸,故脉结代;气虚不能通调水道,故小便不利。而气虚应求之于脾胃,脾胃之气健,则肺气充盈,治节有权,水道通调,诸症即减轻。加黄芪专补肺气,杏仁宣发肺气,茯苓淡渗利水使旧水去,新入之水不致为患,诸症自解。

编者按:风湿性心脏病,现代医学简称风心病,是由风湿热重度发作或者反复发作后导致的心脏瓣膜损害,表现为二尖瓣、三尖瓣、主动脉瓣、肺动脉瓣中有一个或几个瓣膜狭窄或关闭不全。风湿热是由咽喉部感染A组乙型溶血性链球菌后反复发作的急性或慢性的全身结缔组织炎症,主要累及关节、心脏、皮肤和皮下组织。中医学则称之为"心痹",临床上有气血、表里、寒热、虚实、痰、湿、瘀阻异同之证。临证宗中医学辨证论治之旨,虚则补之,实则泄之,但心系之疾,总以温通为要,参以兼证方可标本兼治,以获其效。

(二十六)附子汤案

朱××,女,32岁,榆中县和平公社社员。1980年3月10日初诊。

患者自感小腹下坠,白带多,质稀薄,无臭味,已一年余。活动后病情往往加重,伴有小腹冰凉、腰酸、疲乏无力。西医诊断为子宫脱垂Ⅲ度、宫颈糜烂Ⅱ度。舌体胖质淡白,苔薄白,脉沉迟。辨证为脾肾阳虚。

方用附子汤治疗:附片6克,白术12克,白芍9克,茯苓9克,党参6克。开水煎分2次服,3剂。

二诊:患者服上药后,自感白带减少,下坠感减轻,小腹冰凉有所好转。舌脉同上。仍用上方,继服3剂。

三诊:患者又服3剂后,自感病情更为好转,白带已转正常,小腹转温,腰酸、乏力亦明显好转,唯活动后有小腹下坠之感。脉转为和缓有力。继用上方,再服3剂。

四诊:患者服上方共9剂后,诸症消失,已能参加轻微劳动,小腹不再感觉下坠。舌脉亦转为正常。故令其停药观察,至今病未复发。

体会:子宫脱垂一证,多为脾气下陷,一般用补中益气汤加减治疗。但本证呈现少阴虚寒证较多,如小腹冰凉、沉迟、腰酸软等;同时伴有太阴之虚寒症状,如白带多,为太阴的寒湿之象。故用温补脾肾之阳的本方治疗,遂获疗效。于此可见,"同病异治"之法的理论精确。

编者按:现代医学认为子宫脱垂是指子宫从正常位置沿阴道下降,部分或全部脱出阴道口以外,由于盆腔筋膜、韧带和肌肉松弛、薄弱,不能为子宫提供足够的支持所致。轻者一般无症状,重者可出现腰骶部酸痛或下坠感,并有肿物自阴道脱出。中医学则认为子宫脱垂一证,如权氏所言多为脾气(中气)下陷,一般用补中益气汤加减治疗。此证权氏四诊合参辨证为脾肾阳虚证,故以温补脾肾之阳的附子汤治疗,体现了仲景辨证心法"随证治之"。

(二十七)理中汤案

张××,女,68岁,河北省人,甘肃省地质局家属。1980年4月12日初诊。

患者腹泻,日四五次,已半年余。为稀便,不伴有腹痛,内无脓血,食油腻食物后腹泻尤甚。经粪便检查,无异常发现。舌淡,苔薄白,脉疲缓。辨证为脾阳虚兼下焦滑脱之证。

方用理中汤加味治疗:党参5克,白术9克,干姜9克,炙草9克,赤石脂12克,茯苓12克。水煎分2次服,6剂。

二诊:患者服上药6剂后,腹泻止,但自感小腹发胀。诊其脉缓而不疲。故改用本方加肉桂3克,水煎分2次服,3剂。

三诊:患者服上药3剂后,腹胀消失,再无不适之感。停药观察数月,再未复发。

体会:腹泻治法,仲景有三:一理中焦,二固下焦滑脱,三利小便。本方组成,为三法合用,故用之获效甚速。余于临床中,对虚证之腹泻缠绵难愈者,常屡用屡验。

编者按:"泻泄"为中医病证名,现代医学叫腹泻。如权氏所言,泻泄治法,仲景有三:一理中焦,二固下焦滑脱,三利小便。观《伤寒论》第159条:"伤寒服汤药,下利不止,心下痞硬,服泻心汤已,复以他药下之,利不止,医以理中与之,利益甚。理中者,理中焦,此利在下焦,赤石脂禹余粮汤主之。复不止者,当利其小便。赤石脂禹余粮汤。赤石脂(一斤,碎),太乙禹余粮(一斤,碎)。上二味,以水六升,煮取二升,去滓,分温三服。"此案泻泄滑脱之证,权氏三法合一,集温中、固脱、利水于一方;标本兼治,以获良效。

(二十八)酸枣仁汤案

邢××,女,38岁,通渭县城关公社人。1951年4月18日初诊。

患者胃脘疼痛,连及胸胁,剧痛难忍,并伴有呕吐黄绿色苦水。脉弦有力。辨证为肝气犯胃,曾用大、小柴胡汤治之无效。

考虑到病久即虚,同时患者又伴有失眠症状,故改用酸枣仁汤治之:酸枣仁30克,甘草3克,知母6克,茯苓6克,川芎5克。先煎酸枣仁,后入诸药,再煎分2次服,2剂。

二诊:患者服上药2剂后,胃脘胀痛减轻,呕吐黄水减少,亦不再失眠。继用上方,连服8剂后,诸症消失,病告痊愈。

体会:《金匮要略》云:"夫肝之补,补用酸。"本方为治虚劳虚烦不得眠之证,该患者胃痛连及胸胁,并口吐黄绿水,故知为肝胃病变,又因病久必致虚,故用之而获效。

编者按:《金匮要略》之《血痹虚劳病脉证并治》:"虚劳,虚烦不得眠,酸枣仁汤主之。酸枣仁二升,甘草一两,知母二两,茯苓二两,川芎二两。上五味,以水八升,煮酸枣仁,得六升,内诸药,煮取三升,分温三服。"此方具有养血安神,清热除烦之功效。主治肝血不足,虚热内扰证,虚烦失眠之证。学习此案,观权氏以病久本虚,为辨证眼目,方证相应,(虚劳,虚烦不得眠)用酸枣仁汤施治以获其效。

(二十九)大柴胡汤案一

张××,男,38岁,通渭县人,社员。1955年5月16日初诊。

患者胃脘部疼痛拒按3天,伴有呕吐,先吐食物,后吐黄色苦水,二便自调,舌苔白厚,脉弦有力。西医诊断为急性胃炎。此证属少阳阳明病证,故用本方去大黄以泄胃中之结滞。

方用大柴胡汤:柴胡24克,黄芩9克,枳实12克,白芍9克,半夏9克,生姜15克,大枣4枚。水煎分2次服,1剂。

二诊:患者服上方1剂后,疼痛愈,呕吐止,苔退脉平。又服桂枝人参汤1剂,以消息之。

体会:大柴胡汤,仲景有二法,一有大黄,一无大黄。该患者无大便结实之症,故去大黄。

编者按:《伤寒论》第165条:"伤寒发热,汗出不解,心中痞硬,呕吐而下利者,大柴胡汤主之。"以六经辨证为主,此方治少阳阳明病证。由此案可知权氏临证,不为西医学病名所左右,而以中医学辨证论治独特之证为主。吾辈可从此等妙处留心。

(三十)大柴胡汤案二

杨××,女,32岁,兰州市七里河区镜框社营业员。1975年6月24日就诊。

患者右上腹疼痛,牵引胸胁,致使躯干不能屈伸,伴有出汗、呕吐黄色苦水,局部疼痛拒按,舌红苔黄,脉弦有力。西医诊断为急性胆囊炎。

本证属少阳实证,故用大柴胡汤以外解少阳表邪、内泄热结。方药:柴胡24克,黄芩9克,枳实12克,白芍9克,大黄6克(另包后下),半夏9克,生姜15克,大枣4枚。水煎分2次服,3剂。

服上药3剂后,诸症自愈,至今再未发作。

体会:本方为治少阳实证之专方,因少阳属胆。急性胆囊炎为胆府之病,吐黄色苦水为胆所藏之精汁。今胆气被热熏蒸而上逆,汁随气逆而上溢为吐;拒按,脉弦有力,为实证之象。故用本方治之,收到满意的疗效。

编者按:少阳有经腑,经腑有相兼,经腑互表里,治方取轻重。此案为少阳里腑证兼经表,故权氏以大柴胡汤外解少阳经表之邪,内泄里腑热结。三剂施治,经腑相兼,表里同治,取效速愈。

(三十一)厚朴生姜甘草半夏人参汤案

徐××,女,52岁,通渭县徐家川社员。1955年8月15日初诊。

患者自感脘腹胀满,疼痛拒按,食欲欠佳,食后胀痛加重,二便正常,得矢气后胀满疼痛减轻。

检查:上腹膨隆,疼痛拒按,肝脾不大,上腹呈鼓音,无振水音。舌淡红,苔薄白,脉弦滞。

方用厚朴生姜甘草半夏人参汤治疗:厚朴24克,生姜24克,党参3克,炙草6克,半夏9克。水煎分2次服,3剂。

二诊:服上药3剂后,腹内肠鸣、打嗝,继而腹痛减胀消,各证自愈。停药观察,再未复发。

体会:腹胀一症,有虚有实。实者腹坚硬,拒按而痛,便闭者,宜厚朴三物汤攻里；兼有发热者，宜厚朴七物汤表里兼治；腹痛连胁，脉弦紧，恶寒甚，大便秘结者，宜大黄附子汤主之；若但胀而大便不秘结者，属实中之虚，宜用厚朴生姜半夏甘草人参汤主之。本证虽有脘腹胀满，疼痛拒按，但大便不秘结，故亦为属实中之虚证，所以用此方取得满意疗效。

编者按：《医学正宗》李中梓谓："至虚有盛候，大实有羸状。"故如权氏所言，腹胀一证，有虚有实，亦有实中夹虚，虚中夹实。《伤寒论》第66条："发汗后，腹胀满者，厚朴生姜半夏甘草人参汤主之。"《金匮要略·腹满寒疝宿食病脉证治第十》："痛而闭者，厚朴三物汤主之。 厚朴三物汤：厚朴八两，大黄四两，枳实五枚。三味，以水一斗二升，先煮二味，取五升，内大黄，煮取三升，温服一升，以利为度。"《金匮要略》："病腹满，发热十日，脉浮而数，饮食如故，厚朴七物汤主之。厚朴七物汤：厚朴半斤，甘草三两，大黄三两，大枣十枚，枳实五枚，桂枝二两，生姜五两。上七味，以水一斗，煮取四升，温服八合，日三服。呕者加半夏五合，下利去大黄，寒多者加生姜至半斤。"

观以上条文方证，故临证施治，见微知著，当以症状鉴别之证为主，辨证论治，遣方用药。所谓细节决定成败。

(三十二)甘露饮案

王××，男，44岁，兰州市人，教师。1979年4月2日初诊。

患者口唇黏膜和舌尖部经常反复出现白色小丘疹，伴有疼痛，吃饭、说话时疼痛加剧。曾用硝酸银、龙胆紫局部涂搽和内服核黄素等药无效，遂来就诊。舌红，苔薄白，脉稍数，口腔黏膜和舌尖部仍有数个白色小丘疹。

方用甘露饮治疗：生地9克，熟地9克，天冬9克，麦冬9克，茵陈9克,枳壳9克,石斛8克,黄芩5克,甘草9克,枇杷叶9克。水煎分2次服,3剂。

二诊:患者服上药后丘疹消失,病告痊愈。但在2周后病又复发,仍用上方3剂后病愈,再未复发。

体会:口腔属胃,其病变为胃有湿热所致。但胃喜润恶燥,故不用连柏之苦,恐增其燥,而用养津液、清湿热之本方。该方治本病,也屡用屡验,不一一叙述。

编者按:权氏以甘露饮施治此证,由此可知其辨证为湿热中阻,气郁津亏。故以甘露饮养津液,清湿热。今人刘方柏甚赞此方,乃云"复发性口疮的克星"。甘露饮,出自宋代《太平惠民和剂局方》。具有清热养阴,行气利湿的功效。主治丈夫、妇人、小儿胃中客热,牙宣口气,齿龈肿烂,时出脓血,目睑垂重,常欲合闭,或即饥烦,不欲饮食。

甘露饮中烦热多属于虚,二地、二冬、甘草、石斛之甘治肾胃之虚热,泻而兼补;茵陈黄芩之苦寒折热而去湿;火热上行为患,故又以枳壳、枇杷叶抑而降之也。

(三十三)术附汤案

田××,男,22岁,通渭县人,火车列车员。1972年4月2日初诊。

患者右侧坐骨神经痛2年余。右下肢沉重不能抬举,抬腿试验阳性,疼痛常呈阵发性加剧,气候变化时疼痛加剧,曾有受潮湿的病史。舌体胖,苔白,脉滞。曾以风湿论治,用桂枝附子汤、白术附子汤、甘草附子汤由表及里的治法,虽也有轻微疗效,但仍有疼痛存在。在无法治疗的情况下,详问病情得知,患者于疼痛发作时常伴有双眼睑沉重难睁之感,故又改用术附汤治疗。白术36克,附片5克。开水煎分2次服,3剂。

二诊:患者服上药后,疼痛减轻,眼睑较前有力;舌脉同上。继用上方,连服10余剂后病告痊愈,下肢活动自如,至今再未复发。

体会:本例患病日久,成为里证,故先用的几个方药并未能取效。疼痛发作时眼睑沉重难睁者,是眼睑属脾,脾为寒湿所困之象征,故用振奋脾阳的本方以祛寒湿而获效。

编者按:学习此案,可知权氏辨证施治,力求实效,临证察机,见微知著,遣方用药,不做粉饰。此案屡方不效,原案托出,意在使后学实事求是。屡方不效时,于细微处"眼睑沉重难睁"察机,立意于脾,以术附汤单刀直入,除湿散寒,直中要害,精简取出奇,以疗痼疾,可谓是武术截拳之道! 术附汤出自《医宗金鉴》,方中附子温阳,白术燥湿,二药合用为暖土燥湿之方。

(三十四)小建中汤案

杨××,男,32岁,东北人,西北铝加工厂工人。1975年4月6日初诊。

患者左胁疼痛半年余。疼痛为阵发性,每日发作数次,无明显诱因,也不向其他部位放射。于间歇期间,无不适之感,而疼痛发作时则剧痛难忍。西医曾作肝胆系统检查,无阳性发现。舌淡红苔薄白,脉细无力。辨证为荣虚作痛。

方用小建中汤治疗:桂枝5克,炙草6克,白芍16克,生姜9克,大枣4枚,饴糖24克(烊化)。水煎分2次服,3剂。

患者服上药3剂后,疼痛缓解,脉转为有力。停药观察数日,再未发作。数月后随访,其病再未复发。

体会:祖国医学认为,两胁属肝之部位。两胁痛应责之于肝,但有肝实、肝虚之分。此患者脉细无力,属虚证。而中焦为气血之源,故用本方以建立中气。中气得健,则荣气自足。荣气足,肝得养,其痛自愈。

编者按:"虚劳胁痛"为中医学病证名,如权氏所言,胁之部位属肝之所在,故胁痛为肝之所主。权氏四诊合参,舌脉为主,定脉论治,辨证为荣虚作痛之虚证。荣虚作痛亦为血虚胁痛,而以小建中汤治病求本,建立中气,中气得建,生化有源,肝养得愈。小建中汤出自《伤寒论》第100条:"伤寒,阳脉涩,阴脉弦,法当腹中急痛。先与小建中汤,不瘥者,小柴胡汤主之。"又《金匮要略·血痹虚劳病篇》:"虚劳里急,悸,衄,腹中痛,梦失精,四肢酸疼,手足烦热,咽干口燥,小建中汤主之。"建者,置也,从无至有谓之建,由此可见建中之奥义,又无土不成世界,从兹可见一斑。

(三十五)猪苓汤案一

杨××,男,5岁,新疆军区某部杨××的小孩。1979年9月随父母探亲来兰州。

患儿因不慎感冒,继而发生血尿,浮肿。遂去陆军某医院住院治疗,诊断为肾病综合征。经服激素类药物,并输血多次,仍浮肿不消,并伴有少尿、恶心欲吐、纳差乏力、卧床不起;化验尿常规,蛋白(+++),红细胞满视野,颗粒管型3~5个/HP。舌体胖尖红,苔黄腻,脉滑数。本证属下焦湿热,法宜清利下焦湿热。

方用猪苓汤治疗:猪苓9克,茯苓9克,泽泻9克,滑石9克,阿胶9克(另包,烊化)。水煎分3次服,3剂。

二诊:服药后患儿食欲增加,精神较前好转,开始在床上玩耍;小便量增多,浮肿稍减,尿常规化验:蛋白(+),红细胞20~30个/HP,颗粒管型1~2个/HP;舌体胖尖红,苔黄腻,脉滑数。仍用上方,继服3剂。

三诊:患儿服上药后,食欲和精神继续好转,已能下床活动,尿量多,浮肿明显消退;尿常规化验;蛋白(+),红细胞10~20个/HP,白细胞5~10个/HP,未见管型;舌体略胖尖红,苔黄腻,脉滑数。仍用上方加茵陈9克,再服3剂。

四诊:服药后,浮肿消尽,食欲和精神基本恢复;尿常规化验:未见异常成分;舌尖红,苔薄白,脉转平。仍用上方去茵陈,以巩固疗效。经尿常规复查3次以上,未见异常成分。嘱其回家疗养。

体会:本方为治疗下焦湿热之专剂,淡能渗湿,寒能胜热。茯苓甘淡,胜脾肾之湿;猪苓甘淡,泽泻咸寒,泄肾与膀胱之湿;滑石甘淡而寒,体重降火、气轻解肌,拆除上下表里之湿热;阿胶甘平滑润,既能通利水道使热邪从小便下降,又能止血。故从始至终用原方主治,加茵陈者以增强其清利湿热之功。患儿从服中药开始,逐渐撤除激素,于三诊时激素已全部撤完。

编者按:肾病综合征是肾小球疾病的一种常见表现,表现为大量蛋白尿,尿蛋白定量>3.5克/日,低蛋白血症,血浆白蛋白<30克/升,高度水肿和高脂血症。大量蛋白尿和低蛋白血症是诊断肾病综合征的必要条件,高度水肿和高脂血症为次要条件,只要满足大量蛋白尿和低蛋白血症,即可诊断肾病综合征。肾病综合征是由多种病因引起的,原发性肾病综合征常见的有微小病变型肾病、局灶节段性肾小球硬化、膜性肾病。《金匮要略·消渴小便不利淋病脉证并治篇》:"脉浮,发热,渴欲饮水,小便不利者,猪苓汤主之。"当代肾病大家刘宝厚先生曾言"湿热不除,蛋白难消,瘀血不去,肾气难复"。此案权氏辨证为下焦湿热,以猪苓汤施治,以简驭繁,获效速愈。

(三十六)猪苓汤案二

袁××,女,25岁,兰州制箱厂干部。1980年3月24日初诊。

患者于一周前自感尿频、尿痛、头痛、全身不适。检查:心肺未见异常,血压120/80mmHg,尿常规化验:红细胞0~2个/HP,白细胞满视野,脓细胞5~9个/HP,蛋白微量。舌淡,苔薄白,脉沉滑。

证属下焦湿热,仍用清利湿热之剂治之。方药:茯苓8克,猪苓9克,泽泻9克,滑石9克,阿胶9克(另包,烊化),茵陈9克。水煎分2次服,3剂。

二诊:服上药后,尿频、尿痛等症消失;尿常规化验:白细胞1~2个/HP,余无异常;舌淡红,苔薄白,脉平滑。继用上方去茵陈,以善其后。尿常规3次均无异常改变,证已痊愈。

三诊:服上药3剂后,尿常规化验正常。停药,复查尿常规3次均无异常改变,证已痊愈。本方治疗本证,疗效颇佳,屡治屡验,这里仅举两例说明之。

编者按:《伤寒论》:"若脉浮、发热、渴欲饮水、小便不利者,猪苓汤主之。"此案患者初起,除尿频、尿痛外,还伴有头痛,全身不适,此即由太阳受邪而来,湿热郁阻下焦,气化失司,脉沉滑乃为确证,故权氏以猪苓汤施治,清利水湿,水利湿去,通郁除阻,复气化之司,而获其效。

(三十七)五苓散案一

郑××,男,32岁,榆中县定远公社社员。1974年9月18日初诊。

患者右耳流清水3月余,其水清亮无臭味,经多方治疗无效。诊其脉平,无其他异常变化。

方用五苓散治疗:茯苓6克,猪苓6克,泽泻9克,白术6克,桂枝3克。水煎分2次服,3剂。

二诊:病情明显好转,耳流清水量已减少。继用上方,再服3剂。

三诊:病愈,耳已不流清水。停药观察1月,再未复发。

编者按:《内经》云:"肾主骨、生髓,开窍于耳,其华在发。"又曰:"少阳属肾,肾上连肺,故将两脏。三焦者,中渎之腑,水道出焉,属膀胱,是孤之腑也,是六腑之所与合者。"膀胱与肾互为表里,故权氏以膀胱蓄水证之五苓散利水湿,复气化,知常达变,独辟蹊径,以获奇效。由此可见权氏辨证之精准、独特。

(三十八)五苓散案二

王××,男,3岁,兰州医学院(现兰州大学医学院,下同)干部家属。1976年8月12日初诊。

患儿自生后经常口流涎水,先以为属正常现象,未予治疗。后因流涎水太多,才进行多方治疗,但疗效不佳,遂邀中医治疗。

方用五苓散半量治之。服药3剂后,涎水量大为减少。又服3剂而告愈。

体会:案三十八耳流清水者,祖国医学认为,肾开窍于耳,肾主水,水气上溢则耳流清水。肾水之出路宜从膀胱泄之,故用治膀胱蓄水证的五苓散治之,临证上获得满意效果。由此可见,祖国医学的脏腑与五官九窍及脏腑表里关系的理论,甚为真切。案三十九口流涎水者,根据《金匮要略》中"吐涎沫而巅顶眩者,五苓散主之"之义而治之,亦取得卓效。

编者按:《金匮要略·痰饮咳嗽病篇》:"假令瘦人脐下有悸,吐涎沫而癫眩,此水也,五苓散主之。"五者,中之为谓也;苓者,令也,时也。此证乃水气太甚,水侮土也,土令不行,以五苓利水,尤导水入壑也。

(三十九)大黄牡丹汤案

颜××,男,64岁,兰州市人。1978年9月14日初诊。

患者右下腹疼痛,按之则疼痛更甚,某医院以阑尾周围脓肿收住入院。入院后,经体查,发现有高血压病和高血压性心脏病,不宜手术治疗,遂采取保守疗法,治疗效果不佳。故又邀中医会诊:右下腹有10厘米×14厘米包块,疼痛拒按,大便不畅。脉浮大数硬。

方用大黄牡丹汤治疗:大黄12克,丹皮3克,桃仁9克,冬瓜仁12克,芒硝9克。水煎前4味,去渣入芒硝溶解后顿服,1剂。

二诊:患者服上方1剂后,大便一日7次,便内有脓血,便后腹痛减轻、肿块缩小,但脉仍浮数有力。继用上方,再服1剂。

三诊:患者服上药后,又大便一日7次,便内仍有脓血,便后腹痛继续好转,肿块已摸不清楚。但右下腹部仍有压痛,脉仍浮数而力始平。即停药调养,取其"大毒治病,十去其七"之意。

体会:后人对本方原文的理解,认为"其脉迟紧者,脓未成可下之",宜用此方;"脉洪数者,脓已成不可下也",即不宜用此方。但在方后又说,服此方后"有脓当下,如无脓,当下血"。通过本例患者的脉浮数有力和服药后下脓血来看,本方对阑尾炎成脓与不成脓者均可使用。

编者按:学习此案可知"肠痈"(阑尾炎)病证以《金匮要略·疮痈肠痈浸淫病脉证并治》中"肠痈者,少腹肿痞,按之即痛如淋,小便自调,时时发热,自汗出,复恶寒。其脉迟紧者,脓未成,可下之,当有血。脉洪数者,脓已成,不可下也。大黄牡丹汤主之"。以大黄牡丹皮汤施治其"其脉迟紧者,脓未成,可下之,当有血"为方证对应和理论依据众所周知,而权氏以遵古而不泥古、知常达变的学术精神在临证实践下从服药反应的变化中验证了本方对肠痈(阑尾炎)的"成脓与不成脓"者均可使用的临证经验和实践真知。所谓"实践是检验真理的唯一标准",实践出真知;又如宋代诗人陆游所言："纸上得来终觉浅，绝知此事要躬行。功夫在诗外，只恐悟来迟。"可知此等名言诗句不为虚言也！

（四十）葛根黄芩黄连汤案

杨××，男，29岁，山西省人，兰州医学院干部。1980年4月5日初诊。

患者于一月前曾饮酒，之后自感疲乏无力，心慌，胸闷，失眠。后经心电图检查，诊断为频发性房性期前收缩，部分未下传，并室内差异传导，结论为异常心电图。舌红，苔薄白，脉促有力。辨证为心阳亢。

方用葛根黄芩黄连汤加阿胶治疗：葛根24克，甘草6克，黄芩6克，黄连6克，阿胶9克（另包，烊化）。水煎分2次服，3剂。

二诊：患者服上药后，自感心慌、胸闷好转，不再失眠，遂即停药。10余天后，因劳累病又复发，症状同前，又服上药3剂。

三诊：患者又服上药3剂后，病情又好转而停药。但之后，每遇劳累病情极易复发，故嘱其连续服药10余剂后方停药。观察1月余，再未复发。经心电图检查，除 I 导、V_1 的 T 波与主波相反外，余无异常，结论为心电图大致正常。

体会：《伤寒论》谓："酒客病不可与桂枝汤。"前人注家云："可用葛根芩连汤。"其意为葛花能解酒，葛根亦能解酒。该患者因酒后发病，且本方又能主治脉促之证，故用本方治疗而获效；加阿胶者，是因患者属阳盛伤阴之证，以其滋阴，使亢者平伤者补。

编者按：《伤寒论》第34条："太阳病，桂枝证，医反下之，利遂不止。脉促者，表未解也，喘而汗出者，葛根黄芩黄连汤主之。"

通过学习此案可知："知常方可达变，不至于刻舟求剑；不知常而无从达变，以至于坐井观天。"然权氏临证思辨，不落先入为主之窠臼,而知常达变,灵活变通,运用自如,观其脉证,随证治之。临证中有"脉证合参,脉证相符,脉证不符,舍脉从证,舍证从脉,以脉论治,以证论治"之法,《伤寒论》中无处不见,临证者当细心鉴别而自辨之,兹不一一赘述。

(四十一)肾着汤案

张××,男,42岁,甘谷县人,汽车司机。1978年4月20日初诊。

患者腹泻10年余,一日二三次,便中无脓血。经钡餐透视、大便化验和细菌培养,均无异常改变。多方治疗,效果不佳。细问其证,得知患者有腰部发凉感。舌苔薄白,脉沉滑无力。

方用甘草干姜茯苓白术汤(肾着汤)加猪苓、泽泻治之。方药:茯苓12克,炙草6克,白术6克,干姜12克,猪苓9克,泽泻9克。水煎分2次服,3剂。

二诊:患者服上药后,大便次数减少,大便已能成形,腰中也感温和。舌脉同上。再继服上药3剂。

三诊:大便每日1次,成条状硬便。又用理中汤(参、术、姜、草各9克)调养。

四诊:患者服上药后,大便次数反又增多、变稀。故又改用前方,再服3剂。

五诊:患者服上药后,病情又好转,大便为条状,一日1次。停药观察数月,再未复发。

体会:本病以腰中冰冷为特征。腰为肾之外府,腰部冰冷为寒邪所侵;皆又司二阴,肾为寒邪所侵,肾阳不能鼓动津液上升,反而下注为泻。一般腹泻多从中焦治之,而本证属下焦寒湿,故从中焦治之不能取效,须用本方以治下焦之寒湿方效。加泽泻、猪苓者,以增强利小便之功,使水分从小便去,则大便自能成形。

编者按：《金匮要略·五脏风寒积聚病脉证并治第十一》："肾着之病，其人身体重，腰中冷，如坐水中，形如水状，反不渴，小便自利，饮食如故，病属下焦，身劳汗出，衣里冷湿，久久得之，腰以下冷痛，腹重如带五千钱，甘草干姜茯苓白术汤主之。"

下焦寒湿易伤阳气，导致阳气为寒伤湿阻，郁滞不通而二阴失司，肾为寒湿邪所侵，肾阳不能鼓动津液上升，反而下注为泻。《内经》云："肾者，胃之关也，关门不利，故聚水而从其类也。"由此案可知权氏以甘草干姜茯苓白术汤加猪苓、泽泻增强小便之功为取五苓散利水之意以加强肾着汤温散下焦寒湿利水之效，从而温肾阳，化水湿，复肾气，司二阴。故未复其发，以获痊愈。

（四十二）归脾汤案

张王氏，女，50岁，通渭县人。1954年3月7日初诊。

患者于半年前行膝关节手术，术后伤口经久不愈合，局部无红肿，伤面苍白，无疼痛。辨证为气血双虚。

方用归脾汤治疗：白术6克，炙黄芪6克，茯神6克，党参6克，炒枣仁6克，当归6克，元肉6克，炙甘草3克，远志1.5克，木香1.5克。水煎分2次服，6剂。

二诊：患者服上药6剂后，伤面已由白转红，且有新的肉芽组织生出。嘱其继服上药，服至30余剂，伤口愈合。观察数年，再未复发。

体会：陈修园谓："归脾汤，二阳旨。"二阳即阳明。膝关节为阳明经脉循行部位，病久则虚，故用本方益气补血，气血旺盛，则病转愈。

编者按：如权氏所言膝关节为阳明经脉循行部位，病久则虚，伤口经久不愈为气血双虚不能濡养筋脉、皮肉，导致肉不长，皮不收,伤口不愈。《黄帝内经》有言:"足阳明胃经为多气多血主润宗筋。"又阳明与太阴互为表里,脾胃乃后天之本,气血生化之源。其中脾属于足太阴脾经,为阴经,足阳明胃经属胃,为阳经,阴阳互补。足阳明胃经,上接手阳明大肠经,下接足太阴脾经,经脉中气血皆旺盛,为多气多血经脉,故权氏以归脾汤施治,气血双补,从而气血生化有源,经脉得养,气血旺盛,肉长,皮收,伤口愈。归脾汤,出自宋代严用和的《严氏济生方》,此方为补益剂,主要由白术、白茯苓、当归、黄芪、远志、龙眼、酸枣仁、人参、木香、炙甘草组成,具有益气补血、健脾养心的功效。

(四十三)新定所以载丸案

李××,女,30岁,江苏省人,××军区医院医师。1973年5月18日初诊。

患者闭经50余天,西医诊断为早孕。于2日前阴道有少量流血,伴有小腹疼痛,但无下坠感,诊断为先兆流产。经注射黄体酮等药,疗效不显,特邀中医治疗。追问病史,患者已流产数胎,曾诊断为习惯性流产。诊其脉,关尺脉无力。辨证为胎漏。

方用新定所以载丸治疗:白术15克,党参9克,茯苓9克,桑寄生9克,杜仲6克,大枣5枚,稀粥引。水煎分2次服,3剂。

二诊:患者服上药后,阴道流血停止,腹痛减轻。因患者习惯性流产,故用本方又配制丸药一料常服,服至6个月后停服。小儿足月分娩一女孩,产程顺利,至今小孩健康活泼。

体会:祖国医学认为,胎儿由五脏之气所载,五脏气虚,则易流产。本方主补五脏之气,五脏之气得补,则胎能载,故名曰所以载丸,以其能载胎之意。本方治习惯性流产,屡用屡验。其用法,需从流产期前服至流产期后,则疗效更佳。如前几次在怀孕后3个月即流产,则应于怀孕后2个月开始服药,直服至怀孕4个月停服。

编者按:《傅青主女科》曰:"夫血只能荫胎,而胎中荫血必赖气以卫之。气虚下陷,则荫胎之血亦随气而陷矣。然则气虚下陷而血未尝虚,不应与气同陷也。不知气乃血之卫,血赖气以固。"故权氏以新定所以载丸施治乃平淡之中出奇效,脾肾双补,五脏之气得复,以气固血,气足胎载,人安病愈。

新定所以载丸出自陈修园《女科要旨》。中医学认为肾主胎,脾载胎。"所以载丸",要妙亦在于载字,载者,承载之意。权氏谓方中白术健脾,脾健而能载胎,茯苓、桑寄生补脾以资养气血,杜仲补肾中阴阳,人参主补五脏。脾气健,胃气盛,随之五脏之气皆盛,所以能起载胎之作用。

(四十四)内补当归建中汤案

乔××,女,48岁,××军区家属。1975年4月9日初诊。

患者流产后阴道流血,淋漓不断,已月余。其血色鲜红,无血块,伴有疲乏无力,食少。舌淡,苔薄白,脉结代无力。辨证为气血双虚。

方用内补当归建中汤加味治疗:当归12克,桂枝9克,白芍18克,炙甘草6克,大枣4枚,生姜9克,阿胶6克,地黄18克。水煎分2次服,3剂。

二诊:服上药后,阴道流血停止,余证尚存。继用上方3剂,以巩固其疗效。

体会:该患者流产后流血月余,并察其舌脉,属气血双损之证。理应补血益气,但因气血来源于中焦,故用本方以建立中气,使气血资源充足,血液得以统摄而不妄行,则血流自止。加阿胶、地黄,使已亏之阴血得到补益,则源清流节,故病自愈。

编者按:学习此案可知,权氏以内补当归建中汤加减为标本兼治,以求其本。中气得建,生化有源,虚损得补,气血旺盛,病愈得健。内补当归建中汤出自《千金方》:"治产后虚羸不足,腹中痛不止,吸吸少气,或苦小腹拘急,痛引腰背,不能饮食,产后一月,日得服四五剂为善,令人强壮方。内补当归建中汤:当归四两、芍药六两、甘草二两、生姜六两、桂心三两、大枣十枚。 上六味咀,以水一斗,煮取三升,去滓,分三服,一日令尽。若大虚加饴糖六两,汤成内之于火上暖,令饴消。若去血过多,崩伤内衄不止,加地黄六两、阿胶二两。合八味,汤成内阿胶,若无当归以芎代之。若无生姜,以干姜代之。"

(四十五)地黄饮子汤案

屠××,男,42岁,广西人,干部。1979年3月2日初诊。

患者于2月前自感右足跟疼痛,不能触地,走路时疼痛加剧。近半月来疼痛沿小腿内侧向膝关节内髁方向放射抽痛,曾服多种西药无效,针灸治疗多日也未显效。其疼痛与气候变化无关,并伴有下肢发凉。经检查:右足局部无红肿、压痛,血细胞计数+五分类、抗"O"、血沉均在正常范围之内。舌淡红,舌体胖有齿印,苔白厚,脉沉细。辨证为肾阴阳两虚。

方用地黄饮子治疗:干地黄、巴戟天、山萸肉、石斛、肉苁蓉、五味子、肉桂、茯苓、麦门冬、附片、菖蒲、远志各6克,薄荷1克,生姜3克,大枣1枚。水煎分2次服,3剂。

二诊:患者服上药后疼痛大减,其痛已不向膝关节内侧放射。但足跟仍有疼痛,走路时不敢踩实。舌脉仍同上。然用上方加重附片药量至9克,再服3剂。

三诊:患者服上药后,足已能着地走路,足感较前温和,不走路时疼痛已消失。但在走路时足底部感到有一股筋向小腿后抽疼。舌苔退为薄白,脉同上。改用桂枝汤加附片、葛根(桂、芍、生姜各9克,炙草6克,大枣4枚,附片3克,葛根12克),3剂。

四诊:患者服上药后下肢已不抽疼,走路时足跟也不再疼痛,诸症消失。仍再用地黄饮子3剂,补肾培本,以善其后。

体会:足跟为足少阴经脉循行部位,足冷为肾阳不足,阳不足则阴无以化,导致肾阴亦不足,阴血不能充盈肾经,故虚而作痛。本方为肾的阴阳两补之剂,所以用之显效。

三诊时改用桂枝汤者,因病邪已由里出表,故从表以透之,病告痊愈。本病例为地黄饮子而列举,桂枝汤已如前述,不再赘述。

编者按:地黄饮子出自金代刘河间著《宣明论方》,由熟地黄、巴戟天、山茱萸、石斛、肉苁蓉、附子、五味子、肉桂、茯苓、麦门冬、石菖蒲、远志组成。全方来看,有滋肾阴的,有补肾阳的,有开窍化痰的。方中重用熟地黄滋补肾阴。山茱萸温肝固精,强阴助阳。肉苁蓉、巴戟天补肾壮阳。附子、肉桂温肾助阳,引火归元。石斛、麦冬、五味子滋阴敛液,与上面的温阳药相配,使阴阳相交,又能制约肉桂、附子的温燥。心火暴甚,肾水虚衰,水泛为痰,堵塞窍道,所以用菖蒲、远志、茯苓交通心肾,开窍化痰。薄荷清新头目,疏风散邪,收其不尽之邪,使风无留着。生姜、大枣和营卫,扶正可以祛邪。

地黄饮子治疗的是下元虚衰,痰浊上泛的暗痱证候,这个暗是指哑了,不能说话;痱是指脚不能走路了。表现为舌强不能言,足废不能用,口干不欲饮,足冷面赤,脉沉细弱。足少阴肾经是循喉咙,夹舌本而行的,肾虚了,没有精气上承舌中,会出现语声不出。再加上肾虚水泛为痰,痰浊上泛,堵塞窍道,也会导致语声不出。肾主骨,肾虚,下元虚衰,出现筋骨痿软,所以脚不能走。肾虚孤阳浮越往上走,火不归元,所以足冷面赤。脉沉细弱,也是肾阴阳俱虚的表现。

权氏用地黄饮子和桂枝汤辨证论治的疗法向我们展示了先里后表,由里达表,由三阴到三阳,从少阴到太阳,补虚达邪于表外出的理法方药,达到扶正祛邪,以至痊愈目的。《大学》曰:"物有本末,事有终始。知所先后,则近道矣!"可知"先后"在辨证论治中的重要性,它对疾病预后有着决定性影响。

(四十六)黄连阿胶汤案一

贺×,女,34岁,酒泉人,营业员。1968年4月6日初诊。

患者于1965年因高烧住院,治疗半月后体温降至正常。但双目失明,经眼科会诊,眼底正常。继而发生阴道流血不止,呼吸摇肩,手足冰凉,神志不清,心中痛热。脉若有若无,危在旦夕。后经各方治疗,诸症有所好转,唯双目失明一症尚在,故来兰州诊治。经询问与检查,其症如上。脉细无力,辨证为血不足,目不得濡养而失明。曾用补肝血之药治疗,但效果不佳。患者表现为双目失明而烦躁,故用黄连阿胶汤:黄连12克,黄芩8克,白芍6克,阿胶8克,鸡子黄1枚。水煎前3味,去渣后烊化阿胶,稍凉后入鸡子黄,搅匀服,1剂。

二诊:服上药后,患者当晚疼痛难忍,直到夜半才入睡,于次晨即能看见大的物体,不再烦躁。改用六味地黄汤加生牡蛎(生地24克,山药、山萸各12克,丹皮、泽泻、茯苓各9克,生牡蛎12克),3剂。

体会:《黄帝内经》谓:"目得血而能视。"又说:"肝气和目能辨五色矣。"根据患者有发热和失血病史,是为精血不足所致。精血相依,故出现心肾不交之烦躁症。肾主精,心主血,瞳孔属肾,肾精不足,不能上注于目;心血不足,不能上注于目,故目不能视。故用本方以交通心肾,使阴阳相济,精血相依,则能上注于目,目得濡养而能视物。

编者按:此即吾中医学之伟大也,不治之治是为上治。何以此方愈此疾? 盖中医之治,重在辨证,重在察机。观此案,患病之初乃因高热,住院治疗半月,体温恢复正常,但双目失明。今日测之,大抵抗生素寒凉之品损伤阳气,以至"命门"失养,继而阴道流血不止,是阳不能统阴之故。久之阴损及阳,出现烦躁,烦躁者,少阴所主之证。是权氏以此为眼目,以黄连阿胶汤调水火。又目为血养,肝之所主,故以滋水涵木法善后。

(四十七)黄连阿胶汤案二

李××,男,26岁,秦安县人,工人。1980年3月15日初诊。

患者心慌气短,出汗多,双手有细小的颤抖,心率140次/分,伴有烦躁易怒。检查:甲状腺轻度肿大,左侧甲状腺上极可听到血管杂音;舌尖红,苔薄白,脉细数。

方用黄连阿胶汤治疗:黄连12克,黄芩3克,白芍6克,阿胶8克,鸡子黄1枚,生牡蛎24克。水煎4味,去渣入阿胶烊化,稍凉入鸡子黄,搅匀服,3剂。

二诊:患者服上药后,自感心慌气短大为好转,出汗减少。检查:甲状腺血管杂音不清,双手仍有颤抖;心率74次/分。舌尖红,苔薄白,脉沉细。继用上方,5剂。

三诊:患者服上方5剂之后,已不心慌气短,不再出汗,双手颤抖亦减轻。由于患者经济较困难,不能做其他化验检查,西医诊断为甲状腺功能亢进。嘱其间断服用本方治疗。

体会:该患者烦躁,仍为心肾不交所致。汗为心之液,脉数为心阳亢,阳亢迫阴液外出而汗多,使心阴耗伤,累及肝阴。肝阴不足,不能养筋,故手颤抖。急治之法,宣抑心阳而救心阴,故用本方以清火滋阴而获效。加生牡蛎者,取其软坚散结之力。

编者按:《伤寒论》:"少阴病,得之二三日以上,心中烦,不得卧,黄连阿胶汤主之。"盖烦躁者,水火不济也。又烦乃阳不入阴,躁乃阴不抱阳。然水火皆为少阴所主,少阴病以但欲寐为提纲,今心中烦且易躁,是但欲寐之病情一变而为心中烦,是因水阴之气不能上交于心火,故而心烦;心火之气不能下交于水阴,故而木火愈盛,出现颤抖脉数,此乃少阴热化之证象。方中黄连、黄芩清心火,芍药、阿胶、鸡子黄滋脾肾之阴,使心肾得交,水火既济,其症自平。

(四十八)四逆加人参汤案

王×,男,14岁,兰州市人,兰州医学院职工家属。1977年11月4日初诊。

患者自小尿床,经久不愈,多方治疗无效。别无不适之感,尿床时也不做梦,脉平。

方用四逆加人参汤治疗:附片3克,干姜6克,炙草6克,党参9克。开水煎分2次服,3剂。

二诊:患者服上药3剂后,已不尿床,故再未及时来诊治。但从1978年元月开始,近几日来又有尿床发生。仍用上方3剂。之后,再未发生尿床现象。

体会:肾司二阴,而肾阳司开合。患者无梦尿床为肾阳虚,阳虚则开合不得,故在夜间阴盛时阳更显其虚而出现尿床现象。用本方以温补肾阳,加党参以其尿床日久而气阴两虚之故。本方治无梦尿床甚多,也屡用屡效,特举一例说明之。

编者按:郑钦安在《医法圆通》中论四逆汤云:"此方,不专为少阴立法,而上中下三部之法具备,知得此理,便知姜附桂之功用。"此例尿床,自小而至14岁,知其先天不足,以四逆汤温补坎中一阳,真阳足而气化有源,开合得度。

(四十九)五积散案

马××,男,51岁,甘肃人,干部。1978年11月24日初诊。

患者平素身体尚健,但自1978年入秋以来,自感左肩关节疼痛,遇感冒时加重。曾多法治疗,效果不显。随着气候之变冷,病情日益加重。现已肩关节活动受限,故穿脱衣服时左上肢需先穿后脱,否则穿不上也脱不下。西医诊断为肩周炎。经检查,左肩关节局部并无红肿瘀血,肩胛冈之上下凹均有明显压痛,关节活动受限。左上肢活动范围:前屈90°,后伸10°,外展90°之内。舌淡红,苔薄白,脉弦细。

辨证为寒邪侵入太阳经,致使经脉为寒邪所阻,不通则痛。拟用温通经脉、驱散寒邪之五积散:当归、麻黄、苍术、陈皮、厚朴、干姜、白芍、枳壳各5克,半夏、白芷、桔梗、炙草、茯苓、肉桂、党参、川芎、生姜各2克,葱白2根。水煎分2次服,3剂。

二诊:患者服上药后,自感疼痛大为减轻,左上肢已能自如地穿脱衣服,左肩关节活动良好。唯肩关节内酸困,活动过多仍有疼痛。检查:左上肢可做旋转运动,肩胛冈上下凹触诊时重压有酸困感,余无异常。舌淡红,苔薄白,脉弦滑。仍用上方,再服3剂,以求彻底根除。

体会:本方原为寒、食、气、血、痰五积而设,而陈修园氏却谓:"表里俱寒,外而头项强痛,内而肚腹亦疼,较桂枝证更甚者服此汤。"桂枝汤为太阳经之方药,肩胛又属太阳经脉循行之处肩胛疼痛是寒邪侵袭太阳经脉,致太阳之经气不舒而作痛。故用本方温通经脉,驱散寒邪,其症自愈。

编者按:肩凝症,古所谓"五十肩",此患年届五旬,阳气半衰,寒湿之邪干之,乃成此症。又此症之患,多与三阳有关,而三阳之中,以太阳居多,盖太阳乃人身之藩篱也,邪干之,其先受也。故郑钦安有云:"伤寒,即邪伤于太阳寒水之经也。"此外,尚有几种情况,在临床多见,有脾虚而痰湿阻络者,《外台秘要》茯苓指迷丸良效。有气虚血瘀者,王清任补阳还五汤加桂枝葛根可效。有情志不畅,土虚木贼者,逍遥散增损可效。又有阳虚胳膊不举者,郑钦安姜附茯半汤可效。

(五十)白虎桂枝汤案

张××,男,20岁,永登县人,甘肃省中医学校学生。1963年3月6日初诊。

患者膝关节疼痛3天,伴有全身发热,尤以膝关节为甚。疼痛难忍,自汗出,脉平。辨证为风热为患。

方用白虎桂枝汤治疗:知母18克,生石膏48克,炙甘草6克,粳米18克,桂枝9克。水煎分2次服,1剂。

二诊:患者服上药1剂后,疼痛即止,再未发作。

体会:祖国医学认为,风、寒、湿三气杂至合而为痹,风气胜者为行痹,寒气胜者为痛痹,湿气胜者为着痹。该患者为风热之邪为患,故不用三附子汤(桂枝附子汤、白术附子汤、甘草附子汤),而用本方治之,以其本方原治温疟之身疼痛而借用之。该患者证见但热不寒为热,自汗、疼痛为风,故用本方而获效。

编者按:《金匮要略·疟病脉证并治第四》:"温疟者,其脉如平,身无寒但热,骨节疼烦,时呕,白虎加桂枝汤主之。"权氏以"但热不寒,自汗,疼痛"为辨证要点,从兹可证权氏深得仲景"但见一证便是,不必悉具"之心法也。发热而不恶寒者,热自阳明也,自汗者,表虚之故,疼痛者,二阳不畅也。以白虎解阳明之热,桂枝解太阳之表,此热多寒少之证也。

(五十一)荆防败毒散案

马××,女,21岁,通渭县马营公社社员。1971年11月18日初诊。

患者于半年前面部出现扁平疣数十个,两颊部较多,伴有发痒,凸出皮肤,不红而与皮肤同色,至今未愈。

方用荆防败毒散加苍术治疗:荆芥5克,防风5克,甘草3克,茯苓5克,川芎5克,羌活9克,独活6克,柴胡5克,前胡5克,枳壳5克,桔梗5克,苍术12克。水煎分2次服,3剂。

二诊:患者服上药3剂后,面部扁平疣全部消失。停药观察数十日,再未复发。

编者按:荆防败毒散,出自《摄生众妙方》卷八,为发表剂。具有疏风解表,败毒消肿,祛痰止咳之功效。主治外感风寒湿邪,亦主一切疮疡肿毒,肿痛发热。权氏以之治疣,是抓邪乃湿患,皮肤之恙,乃太阳之地,此方主表,风能胜湿。加苍术者,取其外通毛窍,内化中焦。《本草从新》云:"燥胃强脾,发汗除湿,能升发胃中阳气。"

(五十二)四物汤案

楚××,男,12岁,武威县(今凉州区)人,学生。1978年7月18日初诊。

患者5岁时面部出现红血泡,满布颜面部,局部轻微发痒。现经西医皮肤科检查,诊断为渗出性红斑。在发病的数年内曾经各种方药治疗无效,遂来兰治疗。

方用四物汤加苍术、防风治疗:当归6克,白芍6克,川芎5克,生地9克,苍术12克,防风9克。水煎分2次服,3剂。

二诊:服上药3剂后,血泡开始结痂,瘪缩、干枯。继用上方3剂。

三诊:服上药后,干枯结痂开始脱落,再未出现新的血泡。继用上方3剂。

四诊:服上药后,面部之结痂全部脱落光净,但又有新的血泡产生。仍用上方,再服3剂。

五诊:服上药后,面部结痂脱落,又有少量新的血泡。继续服药观察。服药20剂再未发生新的血泡,面部结痂血泡全部脱光,未留疤痕,获得痊愈。

体会:本方为通治血证之常用方剂。患者面部生出血泡,显然属血分病变;同时有轻微痒感,说明是风湿之邪。故又加防风、苍术以祛风湿,故获得痊愈。

编者按:四物汤一方出自《仙授理伤续断秘方》,由《太平和剂局方》而发挥其用,是补血养血的基础方。该患者患病7年,经年乏效。权氏以病位面部,有渗出,微痒为眼目;以心主血脉,华在面,立四物汤为主;渗出为湿、痒乃风,加防风苍术而治愈。方简而效佳,不由为之赞叹。

(五十三)防风通圣散案

彭××,男,42岁,庆阳县(今庆城县)彭原公社社员。1965年11月18日初诊。

患者平素有慢性支气管炎,经常咳嗽、吐痰,经久不愈。在治疗期间,曾服偏方,内含有砒霜,服后病情大为好转,但面部潮红浮肿,皮肤变得粗糙,眉毛脱落而不痛不痒,先疑为麻风病。后经有关医疗单位涂片检查,排除麻风病。

由于患者自述其病是在服含有砒霜的药物后发生的。故拟用防风通圣散治之:酒大黄、芒硝、防风、荆芥、麻黄、栀子、白芍、连翘、川芎、当归、薄荷、白术各2克,桔梗、黄芩、生石膏各3克,甘草6克,滑石9克。水煎分2次服,2剂。

二诊:患者服上药后,面部浮肿已消,皮肤出现皱纹,面部潮红也有所减轻。继用上方,再服2剂。

三诊:服上药后,面部皮肤已恢复常态,皮肤转有光泽,唯眉毛尚未长出。停药观察,再未复发。

体会:本方为表里双解、上下分消之剂。患者为砒霜中毒之证,故用本方获得满意疗效。

编者按:该方系寒凉派刘完素的代表方,出自《宣明论方》。该方的创立,高度体现了刘完素"散风壅,开结滞,使气血宣通"之思想。其名"通圣"者,盖其效如神也。有谚云"有病没病,防风通圣",可见该方一专多能。可治此类中毒病症者,是通畅三焦,俾邪从腑出,气血流通无滞,自然"五脏元真通畅"。编者亦受此说启发,用此方治疗表里皆实之银屑病,亦获得意外之效果。

(五十四)竹叶石膏汤案

王××,女,6岁,兰州市人。1978年12月20日初诊。

患者于3天前发烧38.5℃,伴有咳嗽,少痰,头痛,纳差,X线胸透未见异常。先用四环素、甘草片、克感敏等药物治疗,因无效而改用静脉点滴红霉素2天,体温仍在38℃以上,故邀中医诊治。患儿症同上,乏力懒动。舌尖红,苔薄黄、中心略厚,脉弦细。辨证为余热未净、气阴两伤。

方用竹叶石膏汤治疗:党参9克,半夏9克,粳米12克,麦冬24克,竹叶9克,生石膏48克,甘草6克。水煎分3次服,2剂。

二诊:服上药2剂后,热退症消,体温降至36℃。停药观察3日,再未见发热,饮食渐增,开始下地玩耍。

体会:本方不仅用于热病后期余热未净之证,凡在热性病过程中只要见到气阴已伤之候者,均可应用。小儿为稚阳之体,气血均未充盛,故在热病过程中极易伤阴耗气,因而用本方治疗也能获得满意疗效。

编者按:该方治疗肺胃气阴两虚、余热未尽之证,是一首补而兼清的方子。《伤寒论》:"伤寒解后,虚羸少气,气逆欲吐,竹叶石膏汤主之。"传统上众多医家认为,该方仲景立于《伤寒论》最后,也是告诫吾辈病愈后易劳复,正如古人所谓"炉火虽熄,灰中有火,死灰复燃"的告诫,故而治症宜彻底。

(五十五)当归补血汤案

戴××,女,42岁,湖南人,兰州医学院教师。1974年4月6日初诊。

患者低热数月,查不出原因。体温常波动在37.5℃左右,伴有疲乏无力、胃纳不佳,血象正常。脉平无力。

方用当归补血汤治疗:当归6克,生黄芪30克。水煎分2次服,3剂。

患者服上药3剂后,体温降至正常。停药观察数日,再未复升,疲乏也逐渐好转。

编者按:低热是指发热体温在38℃左右而缠绵不愈者。中医学认为是气血虚导致的发热。症多见发热口不渴、疲乏无力、舌质润、脉细弱者,可用本方以补气生血,气血调而热自平。该患者疲乏无力,脉平无力,就是该方的依据。

(五十六)防己黄芪汤案一

李××,男,42岁,通渭县毛织厂干部。1977年6月27日初诊。

患者于10日前突然发生右侧上下肢抽搐,经某县医院住院检查,未查出抽搐原因。后又经中医按风邪为患投药数剂,亦未取效,遂转来兰州住某医院。经西医脑电图等检查,仍未查出抽搐原因。住院期间病情日益加重,曾因抽搐而呼吸停止约3分钟,故邀中医会诊。患者除抽搐外,伴有自汗,恶风,发病前曾在河水中洗沙子3天。舌淡红,苔白腻,脉浮中带滞。辨为风湿。

方用防己黄芪汤治疗:防己15克,黄芪15克,白术12克,生姜6克,炙草8克,大枣2枚。水煎分2次服,3剂。

二诊:服上药后,患者再未抽搐,自感出汗减少、恶风减轻,切其脉较前略流利。继服上方3剂。

三诊:患者又服上药3剂后,自汗全止,亦不恶风,腻苔已退净,脉转流利。再继用上方3剂。

四诊:患者共服本方9剂,诸症消失,再未用药。又经多种检查,亦未查出阳性结果,而以抽搐原因不明治愈出院。

体会:抽搐一证,属祖国医学的"痉证"。一般认为,"痉证"多为血枯津少不能养筋,以致血虚生风而抽搐。此患者在县医院就受此理论认识之影响而投以祛风养血之剂,但未取效。《内经》谓:"诸痉项强,皆属于湿。"而前人对此条文的解释,也认为是湿兼风化所致。但从本例患者的病史来看,曾以在河中洗沙出汗而得,加之症见右半身沉重、苔白腻、脉滞,均为湿邪之象征,而脉浮、自汗又为风邪之象征。故辨证为风湿为患,用本方9剂而治愈。从湿治者,取其陈修园氏所谓"湿者言其未成痉之前,燥者言其将成痉之际"之意。该患者病属湿邪为患,由于湿性黏腻,阻滞经脉,筋失津液之濡养,则发为抽搐。虽从表面来看,同为抽搐。但其病机与湿从燥化之抽搐有所不同,故用风药不仅无效且使病情加剧;而用健脾利湿的本方,则获得满意疗效。通过本例患者之治疗,深感《内经》"诸痉项强,皆属于湿"的理论甚为真切。

编者按:为什么前医祛风为治而乏效?显然未能审证求因,只知"有者求之",以风立法。而未明"无者求之"经旨。这给了我们提示,在辨证论治下,亦要临证察机,辨机论治。为什么住院输液治疗未改善而加重?此即中西医之不同处,该患者患病之因,是河中洗沙,感受水湿之邪而发。而输液者,亦水湿也,故而未效且加重。

(五十七)防己黄芪汤案二

景××,男,44岁,靖远县人,干部。1978年4月22日初诊。

患者自感右半身冰凉沉重一年余,曾多方治疗无效而来兰诊治。经西医检查,未能作出明确诊断。脉浮而疲缓。辨为湿邪为患。

方用防己黄芪汤治疗:防己15克,黄芪15克,白术12克,生姜6克,炙草8克,大枣2枚。水煎分2次服,3剂。

二诊:服上方后自感冰凉沉重有所好转,但脉象仍同上。再用上方3剂。

三诊:又服上方3剂后,患者自感半身冰凉大减,脉浮而转和缓。再继服3剂。

四诊:服药后患者自感右半身转温,沉重感亦消失,脉已平和。再服上方3剂,以巩固疗效。

体会:本例患者亦属湿邪为患。由于湿为阴邪,湿性重浊,阻塞气机,以致阳气不能温煦肌肤,而发为右半身冰凉沉重之证。故本例虽不是抽搐之证,但与上案患者之病机相同,所以仍用益气健脾利湿的本方治疗而获效。

编者按：仲景《金匮要略》载有二：一在《痉湿暍病脉证治第二》："风湿，脉浮，身重，汗出，恶风者，防己黄芪汤主之。"二在《水气病脉证并治第十四》："风水，脉浮身重，汗出恶风者，防己黄芪汤主之，腹痛加芍药。"从经典原文可以看出，不论是风湿还是风水，都具有脉浮身重、汗出恶风的表现。脉浮说明有风，身重说明有水湿之邪，汗出恶风者，乃卫气虚不能御表也。该患者病延一年余，冰凉沉重是湿邪之表现，且脉浮疲缓，故权氏以此为病机之所在，方证相应，焉能不中。该方用法后载有"或喘""胃中不和""气上冲""下有陈寒"的加法，是该方加味可治上、中、下三焦之证的提示。

三、权据经医案拾遗

（一）小柴胡汤案

一双儿女脖子肿　三剂痊愈腮腺炎
张新民先生讲述，编者整理

故事发生在20世纪90年代的通渭县城，张新民之子张宏脖子突然肿大，接着女儿张晓燕脖子亦肿大，二子皆发热。张便左牵儿右牵女前往城中名医权据经先生家求救。权先生按脉察色，处以柴胡、瓜蒌、大黄等，药三剂，三日后，二儿遂愈。

附：后张新民感风寒，身体抱恙，三日未愈，求医于权先生，因其六脉皆沉细，权先生谓其脉为六阴之脉，虽感风寒，脉亦沉。先生予以防风通圣散方，药两剂。一剂毕，遍身絷絷微似有汗，寒解。先生遣方之精，用药之妙，皆在于兹可见也！

编者按:张先生只记得方子里有这几样,其他记不得了,方子有七八味,量很轻。以笔者推测,可能是小柴胡汤减参加瓜蒌、大黄。腮腺炎所发部位系少阳经循行之部位,以病新发且发热故以小柴胡汤解之,减参者,观权氏之用,谨遵仲圣法度,于此等症每减参(详论见《古方新用》小柴胡汤后),加瓜蒌、大黄,可能考虑当时患儿有阳明积滞的情况,以其化痰热积滞通腑故也。邑前辈之案,搜求不易,后生妄测,高明谅之!

关于六阴脉,记得在广州跟师时,师傅也曾谈过此类脉,六阴脉之外还有六阳脉,六脉皆大。后读《蒲辅周医话》,也记载此类情况,系蒲老之子蒲志孝先生回忆整理,其云:"一九六三年在京同先父出诊,诊张老之脉,六脉皆大。先父说张老禀赋素厚,不能以火看待,这是六阳脉,还有一种六脉沉细如丝,亦不为病者,名六阴脉,如刘某就是这样。"

(二)大转气汤案

工人妻突发中风　权先生一剂起之
刘明先生讲述,编者整理

刘明先生曰:此事是我亲身经历,现告之。大概是20世纪80年代初,通渭还是小县城,有面粉厂、味精厂等企业。当时我在赖氨酸厂当司机,我的一个同事叫刘永庆,寺子乡人,是赖氨酸厂的工人。他的妻子名叫李雪燕,具体时间记不得了,是一个早上,她一觉醒来,要起床之时,发现一侧动弹不得,转侧不能,麻木不仁,吓得冒出一身冷汗。忙唤一旁的刘永庆,他急忙翻身起来,手忙脚乱之中穿好衣裳后来找我帮忙。

那时只有我管着一辆老式汽车,遂着急叫我去帮忙,稍加思索,只有带去找权先生医治。一阵车程之后,来到权先生之处,永庆口中直说着一句"晚上睡之前好好的,睡之前还好着……"先生看了一眼,摸了摸脉,自语道:"夫风之为病,当半身不遂,脉微而数,中风使然。"当时权先生开了制附片、黄芪、麦冬三味药,嘱咐煎一次就好,当天吃了药,第二天就痊愈了,当时我们都惊奇得很!这么点药就治好了!

编者按:自余(注:主编)设诊于县城,刘明先生在诊室后面小区,因家属看诊之故,久而便为熟知了。一日他来给我转述一个他经过的邑前辈权据经的治病方子,情况就是上述了,方子他记得很清楚就这三味。我便在笔记本上记云:"乡前辈权据经先生生前好友刘明先生转告权先生验方一则,主治中风肢体不遂。"后读邑前辈车念祖著《杏园草》一书,载其兄车光祖先生墨迹,《调笑令•大转气汤方》:"门冬,门冬,黄芪附风橘红,人参附子撑宗,日久筋痹中风。风中,风中,转气招阳除病。"同书15页载面神经麻痹条下:"推荐大转气汤。方剂组成:黄芪60克,麦冬10克,天冬10克,防风12克,党参12克,附片4克,橘红3克。水煎三次温服。"观之与权方颇似,细研之,权方乃其核心也。有一日遇车老于院,请教焉,车老云"系长兄之方"。车光祖先生亦出东园门下,可见其于此有发展。盖黄芪主八风十二痹,附子通行十二经,麦冬治寒热体劳。以此方愈此疾,当在意中。

(三)古今录验续命汤案

青年人新婚暴喑　权据经三剂痊愈
权亚喜讲述,编者整理

时间大概是20世纪80年代,具体哪一年不详,一建筑公司员工，新婚后未几日，突发疾病，其人无肢体功能障碍，主证失语。遂送至县医院，但由于当时西医检查条件有限，没有核磁、CT，考虑急性脑血管病变（脑卒中），拟转至上级医院。家属考虑一来路途遥远不便，二来经济困难不裕，遂求诊于权据经。权先生诊后，处了参附汤一剂，吃了一剂，音遂出。二诊，处了古今录验续命汤二剂，尽剂痊愈。人有不解处，请教权先生，权先生答曰：患者新婚，未知克节，阳气暴脱，邪中少阴，少阴之脉循咽喉，夹舌本，故出现音哑。先用了参附汤回阳，后用了古今录验续命汤通阳和络。并意味深长地说：学医尤贵穷理得法以求本，未可徒记汤头药性流枝末也。

编者按：患者因新婚燕尔，房事不节，以致阳气虚脱，复感外邪，直中少阴。权氏以参附汤回阳救脱，先复正气。盖"太阳之底面，乃少阴也"。此际正气已复，再施以古今录验续命汤，以解太阳之邪，俾正胜而邪自去矣。

邑人皆传权氏擅长伤寒、中风等症，究其本而言之，实则权氏深得治病求本之旨。于生理言之，其识得"阴平阳秘，精神乃治"之义；于疾病言之，其识得"阴阳离决，精气乃绝"之旨。更能洞悉阳气乃生命之主宰，伤寒者，实伤阳也。

附一：参附汤（《正体类要》）

【组成】　人参一两（30克），熟附子三钱（9克）。

【用法】　水煎二次兑匀，分二次温服。

【主治】　回阳，益气，救脱。

【方解】　方中以人参大补元气，附子温壮真阳，二药合用，力专效宏，是一首大温大补、回阳救脱之方剂。

附二：古今录验续命汤（《金匮要略》）

【组成】　麻黄、桂枝、人参、甘草、干姜、生石膏、当归、各三两（9克），川芎一两五钱（4.5克），杏仁四十枚（4.5克）。

【用法】 水煎二次兑匀,分二次温服,取小汗,汗出则愈;不汗更服,避风。

【主治】 中风痱,身体不能自收持,口不能言,冒昧不知痛处,或拘急不得转侧。并治但伏不得卧,咳逆上气,面目浮肿。

【方解】 方中麻黄、桂枝、干姜、杏仁、石膏、甘草以发肌表之风邪,兼治内蕴之热;又以人参、当归、川芎补血调气,领麻黄、石膏等药穿筋骨、通经络、调荣卫,出肌表之邪。此方从内达外,环转周身,祛邪开痱,无有不到,故命名为古今录验续命汤。

说明:邑同道常国典记录转述权据经医案6则,编者整理,题目系编者所加。

(四)防风通圣散案

教练员胃痛求方　权先生妙法河间

先生小女儿考驾照,有教练胃痛很长时间,求一治胃痛方,起初不愿意,后书一防风通圣散,治好了教练的胃痛。

编者按:未面诊而治,又获佳效,令人赞叹!想来先生或因"有病没病,防风通圣"之说施方,抑或是从教练职业之故,多肥甘而少运动,如《医宗金鉴》所谓"膏粱之变营卫过",久之令中焦痞满,故先生为开表里双解之防风通圣,防风通圣出自刘完素《宣明论方》,是表里双解法的代表方。

附:防风通圣散(《宣明论方》)

【组成】 防风、川芎、当归、芍药、大黄、薄荷叶、麻黄、连翘、芒硝各半两(15克),石膏、黄芩、桔梗各一两(30克),滑石三两(90克),甘草二两(60克),荆芥、白术、栀子各二钱(6克)。

上方共研为粗末,每服二钱,加生姜三片,水煎服。如用煎剂,取十分之一量,水煎二次兑匀,分二次温服。

【主治】　风热壅盛,表里三焦皆实。发表攻里并用法。

【方解】　方中防风、麻黄解在表之风热,荆芥、薄荷清在上之风热,大黄、芒硝通利在肠胃之风热,滑石、栀子通利在水道之风热;风淫于膈,肺胃受邪,石膏、桔梗清肺胃之风热,连翘、黄芩祛诸经之游火风邪为患,而肝主之,芎、归、芍和肝血,甘草、白术和胃气而健脾。合而则汗不伤表、下不伤里,从而达到解表通里、疏风清热之效。

(五)芪附汤案

三铺人年衰病重　权据经芪附挽救

第三铺人金福父亲,化脓性阑尾炎,去医院治疗,因年迈体虚,不敢手术,故未收治,故去求治于权先生。先生处以芪附汤,后乃愈。众人称奇! 奇在先生事先未知其病之重,却能愈病;医院晓其病,却不能愈病。

编者按:中医学注重整体观念,其治疗特点在于辨证论治,一人一方。这位老人,医院虽诊为化脓性阑尾炎,拟手术,却因年高体弱而未行治疗。去权先生处,凭脉辨证,以芪附汤治愈,实令人叫绝称赞。众人之奇,有似论中西医之殊"中医让人糊里糊涂地活,西医让人明明白白地死"。以今日之见,亦是非常精彩的。想其人必是少神懒言,疼痛乏力。先生视其状,脉证合参,处以芪附汤。盖黄芪力能补虚疗疮,托脓生肌。《神农本草经》言其"味甘,微温。主痈疽,久败疮,排脓"。附子温阳蠲痛,疼痛者,寒所致也。夫有形之体生于无形之气,此等手眼,足可见权氏之功!

考芪附汤,原出自宋代《魏氏家藏方》,载其温阳益气固表之功。主治气虚阳弱,虚汗不止,肢体倦怠,舌淡苔白,脉沉迟无力。

后严用和《济生方》中收录,明孙一奎《赤水玄珠》虚怯虚损痨门收录,其云:"严氏芪附汤,治气虚阳弱,虚汗不止,肢体倦怠。黄芪(蜜炙)、附子(炮去皮、脐),各等分。上㕮咀,分作三服,加生姜水煎。"

附:芪附汤(《重订严氏济生方》)

【组成】 黄芪(蜜水炙),附子(去皮、脐),各等分。

【制法】 上药㕮咀。

【功能主治】 治气虚阳弱,虚汗不止,肢体倦怠。

【用法用量】 每服12克,加生姜5片,用水220毫升,煎至160毫升,去滓温服。

(六)小青龙汤案

常河人咳久不愈　小青龙平淡寓奇

常河镇下窑湾常想学之子,咳久不愈,转求多医,后求诊权先生,先生用小青龙汤治愈。

编者按:此案突出了一个咳久不愈,不知前医用了何法何方。不愈,想来未得辨证论治之旨,套用止咳化痰成方,效也不知其理,不效亦不知其究,是流于经验,未明医理之属。从权先生小青龙治愈,可知其为外寒内饮之证,有咳嗽气短、痰多清稀的表现,日久者或有喘促。权氏精研伤寒,善用经方,自能一诊而愈,洵非虚语!此得益于临证察机,辨证施治也。

历来医家有谚云"内不治喘,外不治癣"。这是表明肺系和皮肤问题棘手而已,并非不治。事实证明,辨证准确,久久为功者,皆可得治。谨据《古方新用》录小青龙汤法于后。

附：小青龙汤（《伤寒论》）

【组成】 麻黄三两(9克,去节),芍药三两(9克),细辛三两(9克),干姜三两(9克),甘草三两(9克),桂枝三两(9克),半夏半升(12克),五味子半升(12克)。

【用法】 水先煎麻黄去上沫,再入诸药煎二次兑匀,分二次温服。

【主治】 伤寒表不解,心下有水气,干呕,发热而咳,或渴,或利,或噎,或小便不利,少腹满,或喘。

【方解】 此为寒伤太阳之表不解,而动其里水。方用麻、桂从太阳以祛表邪,细辛入少阴而行里水,干姜散胸中之满,半夏降上逆之气,合五味子之酸、芍药之苦以取酸苦涌泄而下行;既欲下行则仍用甘草以缓之,使药性不暴,则药力周到,能入邪气、水饮互结之处而攻之,使无形之邪气从肌表出,有形之水饮从水道出,邪气水饮一并而清。

若渴欲饮水,着去半夏之燥加花粉之清热生津,若微利,是水饮欲从下而出,故去麻黄之升加荛花(以茯苓代之)之降以利之;若噎、若喘,是水气之上而不下,故亦取麻黄之升与表,加附子、杏仁以归降之;若小便不利、小腹满,去麻黄之发散,加茯苓之渗以利之。

【应用】 慢性支气管炎:慢性支气管炎是北方农村的常见病、多发病。其病因尚不清楚,常与感染、过敏及理化因素的刺激有关,属于祖国医学的咳喘范围。但咳喘之分类复杂,病因也甚多,此处所指是因"形寒饮冷而咳喘者"。症见咳嗽气短,遇冷即发或遇冷加重,脉浮滑或弦滑。治疗时,用本方去麻黄加茯苓、杏仁以温肺化饮、止咳平喘。

(七)苓桂术甘汤案

心脏病何云不愈　水火调苓桂术甘

常国典之嫂,患心病不安,西医谓"心脏病",屡治乏效。后经先生一诊而愈,观其方,乃苓桂术甘汤加菊花。

编者按:寥寥几语,难以复旧,盖此方温和痰饮之方,权氏谓:饮化痰消,心阳自复,脉结代自调。其加菊花者,以余所测,法侯氏黑散法,《医方集解》谓:"菊花秋生,得金水之精,能制火而平木,木平则风息,火降则热除。"

下面试论苓桂术甘汤调和水火之功。《伤寒论》:"伤寒若吐若下后,心下逆满,气上冲胸,起则头眩,脉沉紧,发汗则动经,身为振振摇者,茯苓桂枝白术甘草汤主之。"《金匮要略·痰饮咳嗽病脉证并治第十二》"心下有痰饮,胸胁支满,目眩,苓桂术甘汤主之";又"夫短气有微饮,当从小便去之,苓桂术甘汤主之"。我们皆宗从水气凌心解,心为火,水何以凌心呢?因为火衰了,水盛了。那么是谁制约水呢?是土制约水。现在土不治水了,故其方用皆在于中,中治而水火自调,水火调则阴阳调。内经有云"水火者,阴阳之征兆也"。又刘渡舟先生有苓桂术甘加减八法,可自参。据《古方新用》录苓桂术甘汤法于后。

附:苓桂术甘汤(《伤寒论》)

【组成】　茯苓四两(12克),桂枝三两(9克),白术二两(6克),甘草二两(6克,炙)。

【用法】　水煎二次兑匀,分二次温服。

【主治】　心下有痰饮,胸胁支满,目眩者。

【方解】　心下属脾的部位,饮凌于脾,致脾弱不输,不能制水,则生痰。胸为阳气往来之道路，饮邪弥漫于胸、盈满于胁，蔽其心阳，溢于支络，所以胸胁支满；动则水气荡漾，其变态无常，或头旋转，或目冒眩，或心动悸等症，皆随之而发作。方中以茯苓利水、桂枝振心阳、白术健脾，脾健则能运化水液，使水无泛滥之患；更以甘草利脾气转输以交上下。治节行，心阳振，脾气旺，转输速，使水有下行之势而无上凌之患，其症自愈。

【应用】　1.眩晕：眩晕是指头目眩晕，前人有以虚立论者，有"无虚不作眩"之说，有以实立论者，有"无痰不眩，无火不晕"之说；又有"诸风掉眩皆属于肝"之说等。此处所指是因痰饮而作眩，症见眩晕伴有心下悸或起则眩晕加重者，可用本方以温化痰饮。痰散饮化，眩晕自止。

2.脉结代：脉结代，是指心律不齐。而心跳节律紊乱，在心电图上表现为逸搏与脱逸性心律或过早搏动等。临床上表现为疲乏无力、心悸、头晕等症。祖国医学认为，是饮阻心阳。症见脉结代伴有心下悸、咳嗽、气短者，可用本方温化痰饮。饮化痰消，心阳自复，脉结代自调。心下悸，是指剑突下胃脘部跳动，与心前区之心悸不同。

（八）五积散案

腰痛困住研究生　先生妙施五积散

20世纪80年代，中医研究生较少。有一日，有中医研究生毕业者，带妻子看诊，妻子患腰疼，自治不愈，慕名而来求于权先生。先生诊后，曰为寒湿久积，气血不和，为其开两剂五积散，后乃愈。其人称奇，先生曰：研究生程度，是要扛起振兴中医的大旗的，如此小疾，何能困之？应该努力学习经典，勇于临证，才不负国家之厚望。

编者按：想必此患乃产后所得，自治不愈，乃求诊于权先生。先生诊为寒湿久积，气血不和。乃知其是得病于产后，产后百脉空虚，寒湿之邪易袭，久而羁留，又早劳力，气血未复，伤及腰府，五积散专为寒、食、气、血、痰所设，治在意中，焉能不愈。早年跟师，师云受蒲辅周先生影响，故于此方应用甚广。后余操瓢，亦受师承之故，喜遣此方，惟余所用，不独肢节疼痛，其胃疾难疗者，此方粗末炒微黄，姜水煎服6克，日二次，是遵唐宋"煮散"之法，每收久久之功，此亦散者，散也。沈括《梦溪笔谈》云："本体欲达五脏四肢得莫如汤，欲留膈胃中者莫如散，久而后散者莫如丸。"盖权氏之法与此同。谨遵《古方新用》录五积散于后。

附：五积散（《和剂局方》）

【组成】 当归、麻黄、苍术、陈皮各一钱(3克)，厚朴、干姜、芍药、枳壳各八分(2.5克)，半夏、白芷各七分(2克)，桔梗、炙甘草、茯苓、肉桂、人参各五分(1.5克)，川芎四分(1.3克)，姜三片(3克)，葱白二根。

【用法】 水煎二次兑匀，分二次温服。

【主治】 感受寒邪，头疼身痛，项背拘急，恶寒呕吐，肚腹疼痛，以及寒湿客于经络、腰脚骨髓酸痛、痃癖寒胜等症。

【方解】 本方为寒、食、气、血、痰五积而设，故名五积散。方中麻黄、白芷发汗解表，干姜、肉桂温中散寒，苍术、厚朴燥湿健脾，半夏、陈皮、茯苓理气化痰，当归、川芎和血活血，芍药、甘草和中止痛。桔梗、枳壳同用，有升降气机之效，常用于痰阻气滞之证。

【应用】 关节疼痛：关节疼痛是指肩关节与膝关节疼痛。祖国医学认为本病发生，主要由于身体素虚，阳气不足，卫外不固，以致风寒湿邪乘虚而入，流注于经络关节肌肉，气血运行不畅而成。故有"风寒湿三气杂至，合而为痹"之说。由于体质、生活环境和病邪之性质不同，临床表现也不一。如风气偏盛的，疼痛游走不定，称为风痹；寒气偏盛的，疼痛剧烈，痛处固定，称为寒痹；湿气偏盛的，痛虽不甚，但肢体沉重，活动不灵，称为湿痹。此处所指是寒痹，症见疼痛难忍，固定不移，前人有"有寒故痛"之说。治疗时，可用本方辛温解表、活血止痛。寒得温而散，血得活而行，其痛自止。

(九)黄土汤案

常河人痔疮淋漓　黄土汤暖土治血

常河镇建坪村人患痔疮，便血严重，坠胀疼痛，经年累月，求治于权先生，先生开黄土汤三剂遂愈。

编者按：痔疮之疾，吾人多患，故有谚云"十人九痔"，言其多发而已。其治多从湿热蕴滞，肠风血热入手，然治效易，治愈难，考其因，皆宗世习之风故尔。我们看此例，其疾经年累月，可知得病之初未曾留心，又农人多劳伤，渐渐加重，及至便血淋漓，肿胀疼痛，这时急忙治疗，又未能中病。后经权氏诊治，久病多虚，以其出血甚，立意在脾，统血之故，用黄土汤，三剂愈也。窃思灶心黄土乃柴草之火久炼而成，黄中兼有红褐之色，最能暖土，土暖而能行温摄之功。兼众药而血得治也。

中医治病，原无就成之法，皆后世不详医经，惟走捷径，近世以来，此风最甚。辨证论治老生常谈，而具体施于临床又实不易。试想哪一种疾病会按照所固定的那几型去生呢？这就引出了什么是正的问题了，正者，止于一曰正，即当下也。细考黄土汤，黄土同气相求暖土为君，其地黄、阿胶、黄芩以治血热，白术、甘草、附子温脾升陷。此本阳以统阴之法也。奈后世专主血热者，不知从何而起？谨遵《古方新用》录黄土汤于后。

附：黄土汤（《金匮要略》）

【组成】 甘草、干地黄、白术、附子（炮）、阿胶、黄芩各三两（9克），灶中黄土半斤（24克）。

【用法】 水煎二次兑匀，分二次温服。

【主治】 下血，先便后血，此远血也。亦主吐衄。

【方解】 方中灶中黄土温燥去寒湿，地黄、阿胶、黄芩治血热，白术、甘草、附子扶陷补脾以治本虚。

此方以赤石脂48克易灶中黄土，炮姜6克易附子，则疗效更好。

（十）瓜蒌桂枝汤案

辨证论治示规矩 经方运用多奇妙

收集到权据经先生处方若干，其中有五张同一人连续就诊的处方，其或可反映权据经先生辨证论治以及经方运用之一斑，特整理以存始末。该患者初诊和五诊均为瓜蒌桂枝汤，二诊为人参败毒散，三诊四诊为苓桂术甘加菊花方，故命为瓜蒌桂枝汤案。

牛某，男，1984年2月25日初诊：

花粉12克，桂枝9克，白芍9克，生姜9克，炙甘草6克，大枣4枚，2剂。

2月27日二诊：

党参9克，甘草3克，茯苓6克，川芎6克，羌活3克，独活3克，柴胡9克，前胡3克，枳壳5克，桔梗6克，姜引，2剂。

2月29日三诊：

菊花9克，茯苓12克，桂枝9克，白术6克，炙甘草6克，2剂。

3月2日四诊：

菊花9克，茯苓12克，桂枝9克，白术6克，炙甘草6克，2剂。

3月四日五诊：

花粉12克，桂枝9克，白芍9克，生姜9克，炙甘草6克，大枣4枚，2剂。

编者按：原方未载证候及诊断，只能以方测证。从初诊方看，患者牛某或因外感风寒湿邪，壅阻经络以致项背强紧不适。权氏诊为太阳病，处以瓜蒌桂枝汤，《金匮要略·痉湿暍病脉证治第二》："太阳病，其证备，身体强几几，脉反沉迟，此为痉，瓜蒌桂枝汤主之。"而权氏用瓜蒌桂枝汤，多取花粉生津润燥濡络之功。

二诊用人参败毒散，或是上方不效，头痛项强，身体烦疼。以人参败毒散益气解表，散风除湿。由此即知，牛某初患风寒外感。

三诊用苓桂术甘加菊花，或是牛某外感之后，痰湿不化，有头眩之症，加菊花者，散风之用。

四诊守方，知其效不更方。

五诊用瓜蒌桂枝汤，牛某或久患项背强痉，权据经先生以瓜蒌桂枝汤发散风寒，解肌舒筋。因其筋失濡养又被风湿以燥之，用桂枝汤调和营卫，加天花粉以清气分之热，兼润太阳经既耗之津。则经气流通，风邪自散，湿气自去，筋不燥而痉愈矣。

第四章 他山之石

兹集权氏存世之诗、联、序言等,可征权氏之学养,不独精于医,更彰于文。从他人纪念、回忆文章,亦可征见其医学成就,故而一并录之,或存史,或存逸,盖追抚之情也!

一、权东园诗文联

(一)咏竹八首

其 一

横生竖立都超群,根自石中不染尘。

潇洒风流出意表,回头犹望孙凌云。

其 二

一片清贞气象凝,当空皓月照虚心。

参天事业都由静,万籁无声见性灵。

其 三

风来平安对饮时,月移疏影自徘徊。

雨后枝枝见化机,露湿琅环润烟苔。

其 四

春云带露笋发机,夏日行天午不知。

秋风掠地凉先至,冬岭秀孤雪压枝。

其　　五

老干经冬气愈隆,新枝临夏自芳芬。

深秋叶被严霜压,贞下起元孙待春。

其　　六

嫩笋石中竟怒发,生机勃勃莫能遮。

初时已具凌云志,老竿冬天由此芽。

其　　七

疾风知劲节,皓月照虚心。

霜雨润琅玕,仙露凝奇新。

其　　八

虚心照皓月,劲节傲严霜。

枝叶冬犹绿,何须春始芳。

(二)对联七副

权执中为青峰李公祠对联:

为千秋绵绝学,幽人贞吉先生训;

留一线是微阳,享祀维馨后学心。

编者按:青峰李公(1709—1784),名南晖,字仲诲,号青峰,通渭人。清雍正十三年(1735年)乙卯科举人,乾隆三十年(1765年)授任四川威远知县,去世后诰授中议大夫太仆寺正卿,入昭忠祠。著有《读易观象惺惺录》《慎思录》《活命慈舟》《活兽慈舟》等著。

权东园挽孔宗尧联:

一生气节,万古纲常,公诚矢志高,清风堪拟陶元亮;

十月梦徵,三秋诗谶,天不慭遗老,诔碑使方陈太邱。

编者按:孔宗尧(1858—1943),字文卿,清光绪癸巳(1893年)恩科举人,光绪二十四年(1898年)任永昌县儒学教谕,后升西宁府儒学教授,著有《馔粥堂文集》《馔粥堂楹联集》等著。

权东园挽赵廷璧二联:

> 去矣先生,千秋绝学谁绵续;
>
> 杳焉终古,一线微阳竟弗留。

> 究心在圣学,著得味经札记,诗义比中,有此鸿文留海内;
>
> 撒手抛神州,厌闻美雨惊狂,欧风弥漫,无烦鹤立俟河清。

编者按:赵廷璧(1873—1949年),字仲伯,号锦屏山人,通渭马营人。清光绪二十九年(1903年)癸卯科举人,著有《味经札记》《诗义比中》。

权东园挽其母联:

> 伤哉老母,数十年艰苦备尝,有子一如无子;
>
> 何谓为儿,于三礼丝毫未尽,后丧仍是前丧。

题竹园联:

> 一片清贞留化名,
>
> 千年朗节照薇垣。

抗战胜利后关帝庙唱戏即兴联:

> 普天奏凯歌,兴遇解围白马;
>
> 全国醉歌舞,何妨痛饮黄龙。

(三)清处士卢老先生渊龙公懿行序

人之所以能撑持天地者,以其能循礼仪、置纲常,于天地所赋之理全之而不亏,于天地所赋之形守之而不失。凡以全吾之天,尽吾之性而已。古今来贤达君子,不以穷通得丧移其志者,赖有此尔!

处士卢渊龙先生,隐君子也。讳思潜,字渊龙,一字仲昭,政卿孝廉之次子也。曾祖永叔公、祖雪崖公,俱贡于成均。夫卢氏为通邑儒族,世有清德。邑之登科第及有文名者,多出其门。先生胚胎前光，生有异禀，喜读书，重名教事。孝廉公克尽子道。辛亥变起，世运颠覆。孝廉公故国情深，杜门扫迹，上下千古，竟以重视纲常及于姜菲之难。先生得耗，以不获身代常呜咽流涕，痛不欲生，庐墓三年，终身不御酒肉。与伯兄静菴公天伦和乐，怡怡之情，至老弥笃。己巳之乱，贼猝至，侄贞吉以目疾不能行。先生负之而逃，得免于难。其堂叔讳敬者，分居已两世矣。叔殁后，遗孤四，其三人相继沦亡，剩一弱季，家无尺椽寸土之产，与叔母迎之而归，同居十余年，无间言，为之婚娶。及弟痛瘵，先生忧甚，辄夜不眠，徒步庄外，忧劳成疾者，屡矣。辛之不起，以子嗣之，析产业，俾世承其祀。养叔母以终身，丧葬皆如礼。生平敦一本之谊，每清明祭扫，必设酒食，联合族人叙亲亲长长之义。先达谓其叙友于而敦骨肉，信哉！性廉隅，好施与，虽处困境，遇人之急，则睭恤之。有李某者，贫不能娶，其先曾游永叔之门。先生为念世谊，典地以佽助之。不徒是也，乡邻之孤寡无告者，慷慨舍施，毫无吝心。即素见忤者，亦济其困。见人之善则称颂不置；见恶则默而无言，有古人闻善闻恶之雅量。与同人处，议论风生，侃侃争辩，似有当仁不让之操。读书声若金石，孝廉公尝有"兴复有人追建武，怀清愧我不陶潜"之句，先生每一诵及，辄慨然有击楫之想。爱国热忱，克壮前烈；为文豪放，跌荡有逸气。先是以避乱移居县治之南，筑第数椽，遂授徒焉。谆谆讲论，桃李自盛。贫乏者，不惟却束脩之供，且资纸笔之费。生平足迹，未尝轻历城市，有淡泊明志之概。居身质朴，虽严冬奇寒，一布袍而已，不重袭也。尝曰："有非常之变，必有非常之祸，吾侪终于饥饿。"闻者多不介意，后果验。其卓识类如此。治家洁整，虽被褥耘耨之置，必整齐有方。与乡贤孔益三先生相友善，称其人品无眼，表里如一，不愧为孝廉公之佳子弟而无忝厥祖矣。

嗟呼，先生之懿行，非徒纲常名教中来耶！同人恐其湮没，倩余为之传。噫,余何人也,斯敢为先生传乎?同人规之日:"待有人焉,则湮没矣!"因摘字凑句而略述云。

赞曰:

惟乾称父,惟坤称母,予兹藐焉,浑然中处。

夫惟大君,父母宗子,以董纲常,以昭伦理。

先生之行,其晓此旨,不愧天地,无忝厥祖。

通家弟权执中东园甫顿首拜撰

(四)李鸿儒挽权东园

两袖清风青囊济世行岐道,

独肩医典黄卷树人步长沙。

二、权依经著作前言后记

(一)《成方实验选录》说明

本录是同学们在教学中要求,实难担负,今聊录几则以供同学们临床参考。但限于水平,错误的地方很多,望同学们批评指正。

一、方中分量均按今日所有分量折算,以免同学们在临床上的困难,但方中分量均以大人计算,若小儿及体虚者则应按比例酌减。

二、方中主治均以法对症,若以药对症则失其治法。

三、方中所指有关现代医学名词,必须以中医之辨证观点对待,切勿源于名词。

兰州中医学校大夫　权依经
六八、二、于兰编者按:这是权依经先生任教于甘肃省中医学校期间,于1968年带教实习生时,应学生要求,为辅助教学而做的经验选录,共选方50首,由学生油印而成,可以说是《古方新用》的基础版。

(二)权依经《古方新用》前言

《伤寒论》与《金匮要略》两书,是汉代张仲景的名著。自从两书问世以来,给祖国医学增添了夺目的异彩,有效地指导着临床实践。家父权东园得其旨,声名盛于通邑。

余承家父五十余年临床实践,又积三十余年应用其方治疗多种疑难病证而行之有效的经验,深感仲师组方严密、用药精湛,若苟领其旨,则能法、方活用,左右适宜,一方多用,无不获效。在同志们的督促之下,遂写成此《古方新用》一书,欲为祖国"四化"建设贡献一粟之力。

本书名曰古方新用者,是取在古方治疗其主病的基础上又治疗新的病证之意。全书共选编古方100首、治疗新病证252种、病案举例67例。其编排原则是按脏腑经络表里、由上而下的次序进行编写。如膀胱与肾相表里,故桂枝汤与肾气丸连接;头为上足为下,先头后足,故先桂枝汤治头痛,后地黄饮子治脚痛。若治疗病证的部位不确切而又兼有全身症状者,如桃仁承气汤治疗躁狂、竹叶石膏汤治疗发热等,则列其后。根据临床实践,将原方药之用量后注明了以克计算单位的现代用量。

本书在编写过程中,承蒙徐鸿达、李民听两位同志的大力协助,特此致谢。由于水平有限,不妥之处在所难免,请读者指正。

兰州医学院权依经
1980年6月

（三）权依经《五运六气详解与运用》序

《金匮要略》云："夫人禀五常，因风气而生长。风气虽能生万物，亦能害万物，……客气邪风，中人多死。"运气即五运六气，是研究和阐述与人息息相关而又不可须史分离的外在自然气候与人体的关系。其中有正常气候对人体的资益作用，有不正常气候对人体的致病作用，以及运气致病的病理、病证及其治法和方药配伍原理等。因此，运气理论组成了中医基础理论的重要部分，也是中医工作者必学之内容。但《内经》中有关这方面的内容，文字古奥难解，每致人以有"大海望洋"之叹。故学者少，学而能用者更少。如果有人说《内经》难学者，盖谓此也。若人能知此者，则其他部分就不难理解了。

目前的运气学者，有将《内经》文字稍加归纳，略作解释。若其人理解，但读者难解；有虽作浅解，但未详尽，尤对运用方面多未言及。其间有言及者，似胶板不灵，学以不能致用。为此，余欲补缺憾者久矣，但因精力有限，致宿愿迟迟不遂。一九八〇年冬，曾与李君民听谈及宿愿，李君欣然愿与之协作，对文稿进行了抄写整理工作，并增添了甲子纪年月日公式计算法，持近两年之久，终于完成。这样，笔者就在补前人之不足的基础上更作详解，并尽量采用现代词语进行叙述，还采用了多种表格形式以表达之，使其眉目清晰，一览了然。在运用方面，除补充了《体仁汇编》中的十六个治方并作解析外，又遵张仲景的"观其脉证，知犯何逆，随证治之"之法和《内经》中有关运气病症治药的性味配伍原则，结合临证体验，着重增补了三十多个运气病症的治方，以示其端。这样，则我用之法不以古法泥我，又不因我法离古，贵在善用古法耳。若读者能因其示端而彰之,是余之厚望焉。本书名为《五运六气详解与运用》者,欲补前人注解中之不足和临证法方之未及。是书也,余一生之心血也,医者知我罪我,其惟此乎!

权依经

一九八五年季秋于兰州医学院

(四)权依经《五运六气详解与运用》后记

《金匮要略》云:"问曰:有未至而至,有至而不至,有至而不去,有至而太过,何谓也? 师曰:冬至之后,甲子夜半少阳起,少阳之时,阳始生,天得温和。以未得甲子,天因温和,此为未至而至也;以得甲子,而天未温和,为至而不至也;以得甲子,而天大寒不解,此为至而不去也;以得甲子,而天温如盛夏五六月时,此为至而太过也。"这段文字,初学者较难理解,但溯其源头,亦有未知者。故笔者在本书即出版之际,又增加了六十年运气加临交司时刻表,内有:年四季、月建、日干支、二十四节气,五运之中运、主运、客运、客主加临(包括五步),交司时刻。六气之司天、在泉,左、右间气,主气、客气,客主加临(包括六步),交司时刻,运(五)气(六)相合。年内并设有大、小、闰月,节气的日期。其中还有五运的太、少,六气之正对化(书中有详细叙述),太、正为有余,少、对为不足,有余则气先至,不足则气后至。使读者一看,则知某年暖的早,某年暖的迟,某年冷的早,某年冷的迟,则了如指掌。若再能寻其绪,在农业方面,则能早知雨旱冷暖之气候而施播种;在人体方面,则能早知气候的寒热温凉而施衣,免于疾病的发生;在医者方面,则能早知某年某气候,可能发生多某病而预防和施治。此仅述其大概如此。

至于气候的变化不仅年若此,若以计算年气候的方法,计算日气候的变化也可,但要深入理解,因干支甲子,能与月相对,日能与时相对耳。更要说明:写此表时,因时间有限,难免不妥之处,望读者指正。

(五)权依经《中药汤剂煎服法》前言

医之欲愈病,首先认证要清楚,才能选方用药。药与证相符,固然是第一要事,但只是医生的一个方面。若药物配合不上,欲治愈疾病仍是不能达到的。如在分量上不准确,在制作上该捣的不捣、该切的不切、该炒的不炒、该炙的不炙,也会影响疗效,这是药物的一个方面。若在煎法和服法上不能如法,如应煎的时间少的煎的时间多、应煎的时间多的又煎的少、应热服的冷服、应冷服的热服、应食前服的食后服、应食后服的食前服,这也会影响疗效,这是病家的一个方面。因此,若欲愈病,必须医、药、煎服三个方面都能配合好,则欲愈大数病是不难的。余愿医、药、病家共勉之。

权依经

1982年12月于兰州

三、有关纪念、学习、评介权氏的文论

(一)南继文《权执中先生行医二三事》

权执中(字东园)先生是通渭县近代著名中医之一。他一生研医,宗经而能。变裁用方,讲求实效。从不浮之医理。不轻谈对中

医有所发展。每当有人询问："先生何不著方立说？"先生总是笑答："有《内经》《伤寒论》，岂敢立说！"他对略知中医皮毛而奢谈对中医有新发展、妄立新说的人，嗤之以鼻。先生经常讲："顾炎武公有云：著书不说前人讲过的话。重复古人的话，而无自己的新创，不算著书立说。"他一生的信念是以讲求实效、变化经方、博采众方、为民治病。先生一生为人治病，可谓众矣！然而所留医案、方剂很少流传。这是先生不务虚名，讲求实效，甘当无名实干家，不作哗众取宠庸医之高尚医德的反映。先生的医德、医术虽留通渭人民心中，却未写在纸上，这对后继者着实是一件憾事。然而，正因为如此，他更赢得了通渭人民的崇敬。

一九三八年夏季，黄家窑石堡村南桐的二儿子名曰缠庆，患腰病，请权先生为其诊治，但是南桐家信迷信，早请来了何家门的何法官（巫师）为师其子捉神弄鬼。权先生虽与南桐家有亲戚关系，但看到这种情况，未给他儿子看病就婉言告辞。

一九四九年初春，权先生出诊于黄家窑，当时他住在亲戚陈子甲家中。街上有位老妇犯疯病，其丈夫先请来巫师、阴阳在家，后又请来了权先生。权得知已有巫师、阴阳在场，稍候片刻，立即辞去，主人苦苦哀求，而先生曰："你既然信迷信，何必请我？有巫师、阴阳在，我就走。"这样一来，巫师、阴阳只好离去，先生才为病人诊病。

一九四五年春季，通中（通渭中学，编者注）校长阎焕炜的儿子阎广鑫，因向高中三年级的某女生求爱，被对方拒绝，神经受了刺激，以致发狂，衣不遮体，不避亲疏，大吵大闹，全校不宁。开始阎校长请西医治疗，但见效甚微，后又请了一位私人西医治疗，仍无效果，只得请权先生诊治。权先生着蓝布衫，手扶竹杖。先来到校长办公室，再在校院详细观察阎广鑫的表现，便叫工友将阎广鑫拉到校长办公室。诊脉后,大笔一挥,开了一张药方。校长问什么病?他笑而不答,就辞去了,果然服药三剂,发狂即止,且能衣着整齐,再也不胡闹了。阎广鑫病愈后,停学休养一年,后考入武汉大学。

一九四五年初夏,天水市发现急性脑膜炎,蔓延至秦安县城,继而传染到通渭,人心惶惶,此时,从天水市传来一个铅印的治病脑膜炎的中医方,贴在通渭中学的广告栏里。权先生看后,说:"此方很好,可用。"并略加变裁,为通渭群众及中学学生治疗脑膜炎。他还建议中学放假,以免病情继续蔓延。中学立即采取措施,放假数日,避免了这次传染病的蔓延。权先生在这次与传染病做斗争的过程中,同县卫生院紧密配合,作出了有益的贡献。

权老先生为人忠厚,礼待长幼,作为就读中学的我们亦较熟悉。他辨证施治,严谨处方的医风,特别是不谄富,不骄贫,治病救人的医德,给我们留下的印象更为深刻。

编者按:南继文(1926.11—1987.6),字佐仙,号雪樵,通渭县陇山乡石堡子村人。硕士研究生,高级讲师。1955年毕业于兰州大学中文系,1957年入北京大学哲学系读硕士研究生。先后在西安冶金学院、甘肃省冶金学校、兰州市委党校等校任教。曾任兰州政法理论协作组组长、哲学学会常务理事。1990版《通渭县志》编委会顾问,著有《诗经·十五国风语言的艺术性》《辩证法是工作方法的思想灵魂》《试探〈大学〉〈中庸〉的古典经济思想》等论文,《南继文诗集》10册。

(二)权东园评戏轶事

有一次马营尚家班在通渭县城演出,戏散时走出戏场的观众中有人说:"尚五爷的戏演得不好。"事有凑巧,此言恰好被卸妆后走在其后的尚五爷听了个正着，只见他赶紧两步走近，问那两个人："请问二位，我的戏哪达没演好？"其实那俩人也不懂戏，自己看不出个究竟，而是别人怎么说，他们也人云亦云随口说出而已。当被尚五爷这么劈头一问，竟一时显出窘态，回不上话来。其中一人却随即灵机一动说："是权先生说的！"

权先生就是通渭大名鼎鼎的权东园，他不但病看得好，而且文才也好，特别还懂戏，爱看戏，他和尚五爷是朋友。一次权先生的一位戏迷朋友赠他一副对联，刚说出上联"两只观戏眼"，待要说下联时，权先生指着那人脱口而出"一颗爱旦心"。戏谑友人爱看旦角戏，这是小插曲。

话说尚五爷一听他"戏演得不好"是权先生说的，便三步并作两步，气喘吁吁地来到权先生的诊所，立足未稳开言便问："权家哥，别人不懂戏，你是个大行家，你说我的戏演得不好，我哪达丢词摆句了，哪一步没走在地方上，哪一板唱错了还是吃梆子了，哪一个相没亮合适？"连珠炮似的发问，可把权先生问蒙了。由于当天看病的人多他太忙，没有出门看戏；更因为是老朋友，他从来未在背后说过"尚五爷的戏演得不好"的话。权先生便问："是谁说我说了那样的话？"于是尚五爷便如此这般把方才在戏场的所见所闻告诉了权先生。

权先生这才明白了过来，原来是别人借着自己在戏迷中的声望而说尚五爷的。他这才不紧不慢地笑着说："尚家哥，你的戏的确演得不错，就是演得有点太过头。你演戏时总是'六八不舍的手，蹦破裤裆的走，挣死哇命的吼，吹胡子瞪眼着瞅'。你说是也不是！岂不闻古人云'过犹不及乎！'"这下可把尚五爷说得一时语塞，半天才摆出一句："这是我跟师傅学的！"说罢便红着脸走了。

这一景况恰被帮权先生取药的相公看在眼里，记在心上，也就说给了别人。从此权先生对尚五爷演戏的评语不胫而走，没过多久便传开了。但细究起来，尚五爷崇尚教条，作戏认真，由旦行改演花脸，小嗓变大嗓，碎步变大步，身段变架子谈何容易！难免带有旦角表演的某些程式和习气，在走台亮相时不由自主地会表现出"兰花指"手势等。长此以往，也就形成了他的个人演出"风格"，遗人亦笑柄。

唉，这世上之事，你不认真不行，太认真也不行。古人说"欲速则不达"，"过犹不及"，诚如是也。"中不偏，庸不移"才能恰到好处，难啊！

附：尚五爷梗概

提起尚家戏班的尚五爷，但凡当时的马营人乃至通渭人几乎无人不晓，妇孺皆知；而现在除七十岁左右的人外却知之者甚少。1960年，尚五爷流落于定西街头，饥寒交迫，冻饿而亡时，年逾古稀。

尚五爷名贞元，马营东关人，其后裔于1953年之前即迁居坡儿川，宅地易主，但其故园至今人们犹叫"尚家院"。

尚五爷原是尚家班的主要秦腔戏演员，起先学演旦角，四十多岁以后常演些"二花脸"之类的配角戏，后来在王富忠的中和社（公私合营后改名通渭县秦腔剧团）从艺。至20世纪50年代初，他犹在剧团从艺，当时尚五爷年近六旬，他个头不高，双目炯炯有神，待人友善，和蔼可亲，家乡人均尊称他"五爷"。每当演戏时尚五爷常在《牛头山》中饰演牛皋，在《串龙珠》中饰演康茂才，在《四进士》中饰演杨素贞大伯子，在《皇姑打朝》中饰演明星和尚等等角色。

县内懂戏的人对他的演技评论一般，于是人们便附和着说"尚五爷的戏演得一般"。可尚五爷作戏很是认真执着，尤善于"表情"。一次他饰演的康茂才是被绑吊上刑，当他唱到"康茂才吊梁上将心疼烂"一句时,情不自禁地用手在心窝前回旋颤抖,鼓师姚启馀见状忙喊道:"尚家爸,康茂才跌下来了!"尚五爷恍然大悟,赶忙伸起双手作绑吊之状,于是台下观众一阵哄笑。

以上辑录自何钰《马营志略》一书。

(三)雷紫翰《学验俱丰的一代儒医风范》

权老健在之时,最喜与我深度对话。偶有几天未去府上辩论,必得追究缘由,颇有几分玩童样态。当时情景清晰如昨,然而屈指算来,至今权老故去已十二载,难免不胜唏嘘。

权依经先生1926年腊月来世,2010年4月9日(二月初六)未时安然离世,享年八十有四,正值民间传说那个坎儿。当天早晨,有外地朋友来送糜子面馍,甚喜,谈笑间连品三次;午餐也照常;午间小憩后,胃里略有不适,喉咙似有痰,此外无任何痛痒之处,转眼在两点半就与世长辞矣。如此无痛无痒辞世法,犹如羽化而眠,好多老人很是羡慕。

权老祖籍陇右平襄吕阳铺水泉村,出生于平襄城东,乃权氏国医世家长子。自幼聪慧异常,过目成诵。至成年,更为博闻强识,遇事解析有道,凡得其推判之议,不久便可证验,似有先见之明。

终生质朴耿介,急公好义,每拍案畅言,不避犯颜之嫌。始终言行如一,不隐不藏,颇有古代诤士之风范。时常朗朗谔谔,人未到而声先至,耄耋之年仍谈笑风生如故。

时刻沉醉于探究医理,专心反复验证提高医术,然而一生淡泊,从不立项,不申奖,不务浮名,不求闻达,不重冠冕,独立于涸然之俗世。其终身所获专业成就,早已被海内外医界高明贤达所私淑服膺,并景仰推崇于心。

自幼熟诵儒书暨国医经典,至须发老白时,犹能朗朗然且诵且讲,精思妙解,洞幽察微,时有新见迭出。十余岁悬壶起步,随父东园公行医四方;至长尤擅中医内科,游学国医耆宿荟萃之西南及京城等地。逐渐开悟分经论治原理,创获从标本中气求治之法,凝练临床心得,想患者之所急,沉潜往复辨证勘验,终成十余特效之方,味简量轻价廉,庶几如游戏,然而祛除顽症痼疾,每获妙手抽丝之奇效!先生常言,医家施药处方,与调兵遣将布阵迎战同理,拨云驱雾,全局在心,方能运筹妙断,扶伤救危若回春,最终赢得皆大欢喜。

崇汉尚经而汲取众长,依经据典而不为古法所拘泥,学用灵活变通,常思推陈创新,凡教、研、临床,皆严字当头,谨字立足。早年曾参与国医古籍整理,并担西北片区责任之职,凡经其手者,集信、达、雅于一体,业绩之优获卫生部评审会全国名士盛赞。主讲国医经典三十余载,理论联系临床,出神入化,学员有口皆碑。深悟国医经典之奥秘,探索古经方之新用,试验中西医结合之适当途径,精研伤寒中风脑卒偏瘫诸症之系列急救与根治方,均获自成一家之创见。至于其数十载临床效验,民众广为传颂,而受益患者更刻骨感激,相关亲眷铭心共睹。先生脱尽医者求财养家之匠气,于理、法、方、药之要道,皆精通如数家珍,堪称今世不可多得之一代儒医大家!

噫吁戏!尘泥终难久掩金玉。先生分经论治,学验俱丰,生前身后声名远播海内外。所撰著《古方新用》与《五运六气详解与运用》,一经面世,广获嘉誉,不时被争相利用,或转载或复印或再版,以至于海内外汉医学院及有识见之方家,皆奉为学、研、临床参考之要籍。论者赞曰:大道至简,一通百通,乃传统医学之大幸也!

谨于权依经先生逝世纪念日即将来临之际。

编者按:上文系兰州大学雷紫翰教授所著。雷紫翰,甘肃通渭人,毕业于南开大学。现任兰州大学硕士研究生导师、兰州大学华夏文明传承创新发展研究中心执行主任,甘肃省委统战部、省政府参事室特约研究员。

(四)一代名医——权氏三杰

节录自景履元、杨锦宏发表在定西日报的《纵观"通渭中医"》一文中关于对权氏的论述《一代名医权氏三杰》一节。

通渭有名的中医,大抵都是"儒医"。其深厚的理论基础和高超的医疗技术,让后人叹为观止。如1957年任通渭县医院副院长的权东垣先生,从小饱读四书五经,准备考取秀才时,适科举既废,便愤然学医,在研读《周易》《黄帝内经》《伤寒论》《金匮要略》的基础上,将闽南名医陈修园学说用于实践,用经方治病,出神入化,巧夺天工。在治疗中风口眼歪斜、半身不遂、癫痫、伤寒、妇科、眼科疾病等疑难杂症中有药到病除之功效,其神奇功力长期传为佳话。

权东垣先生教子学医,非常严谨。在他的教导下大儿子权依经自小背会了许多中医经典,而且将《伤寒论》的小注诵背如流。1957年,权依经到甘肃省中医学校学习,毕业后留校任教。后经北京中医学院进修,回任甘肃中医学院副教授。讲授中医时,多以小时所背《伤寒论》小注为解说词,深受学员欢迎,为后来他在大学讲授中医打下了基础。退休后著有《古方新用》《中风口眼歪斜治法》《中药汤剂煎服法》等书。

二儿子权据经在其父口授心传下行医,医技超人。常用经方治病,用药少,药效高。行医城乡村野,县上领导及外地客人慕名求治。20世纪80年代选为省人大代表。众所周知的县档案馆刘玉英瘫痪病的告愈,充分证明了权据经医师医疗技术的高超及中医辨证施治的威力。

编者按:本节文中略有欠妥处,特为指出:1.权氏自幼所背是陈修园所著《伤寒论浅注》非小注。2.权氏北京中医学院进修回来后调任原兰州医学院副教授,非甘肃中医学院。

(五)董映川记录权东园先生轶事一则

约在1968年前后,一些部门主要领导人与知识分子遭到红卫兵的冲击和揪斗。当时在县医院坐诊的权先生也未能幸免。于是权先生在友人的帮助下,转往兰州市五泉山公园的一所公寓居住。

因为权先生当年在甘肃中医界颇有影响,是陇中著名医家,在兰州亦享有盛名。到五泉山后,慕名前来看病的患者逐渐增多,其中一名患者来时胸腹高挺,气力微弱,其叙述了省人民医院检查的情况,说腹腔有一个约三斤重的瘤子,要尽快做开胸手术,不然,病情会逐渐恶化。患者畏惧手术,故而经人介绍,到权先生处就医。权先生经望闻问切,开好处方并说:"不要去做手术,吃中药治疗一段时间再去检查。"这样每次只开三剂中药,在连续服药的过程中,患者胸腔高度渐渐下降,气虚乏力的症状逐步好转,先后服药二十多天,后期权先生说这几剂服完就不开药了,去省医院做个检查再看。

患者遵权先生医嘱,最后三剂药服完后,去省人民医院检查,透视检查结果一出,医生奇怪地说:"那么大的瘤子怎么这么快就没了!"惊讶之余有不解。患者答曰:上次检查后因惧做手术,故去找中医治疗,吃药后逐渐好转,才来复查。语毕,在场的医生感慨地说:中医竟有我们意想不到的效果,太神奇了!

(六)车念祖赋诗纪念其师权东园

两朝载誉溯东园,敏学博才医道贤。

素问经文通旨意,伤寒金匮囊真诠。

丹心诲我春风播,矢志报师古典研。

两著幸能酬凤愿,免为祭礼告灵前。

编者按:车念祖,男,汉族,1945生,祖籍通渭县陇阳人,早年师事权东园,后毕业于原兰州医学院,曾任武山温泉疗养院副院长、通渭县人民医院院长,副主任医师,甘肃省基层名中医,著有《杏园草》《杏林缱绻度》二书。

(七)权据经去世后邻里挽联

性耿医高,业操岐黄,因疾施治凭妙手;

质朴颜和,钻研药理,依病处方留芳名。

(八)《话说国医·甘肃卷》载权依经

丛书之甘肃卷第二部分历史人物中收录了权依经,并做了介绍,从这可以看出权氏在甘肃中医界占有一席之地。下辑原文:

权依经(1926—2010),甘肃省通渭县平襄镇城关村人,原兰州医学院中医内科主任医师,中医古籍整理西北区审定小组成员、甘肃省审定组副组长,甘肃省医学科学委员会中医专题组组长,全国中华中医学会甘肃分会常务理事。从小随父学医,研习精读《伤寒论》《金匮要略》等医学经典论著,承家父50余年临床实践,对中医学有颇深的研究,特别是在一些伤寒病症及疑难杂症的治疗上,用药精湛,一方多用,无不获效。著有《古方新用》《中药汤剂煎服法》《五运六气详解与应用》,其中《古方新用》是权依经根据其父亲——兰州名老中医(编者按:陇中名老中医)权东园运用古方30余年的宝贵实践经验编写而成。全书共选编古方近百首、治疗病证150余种、病案举例60余例,按脏腑经络表里、由上而下的次序编写而成,对中医临床有比较切实的指导作用,该书再版多次,深受好评。撰有论文《桂枝去桂加茯苓白术汤药证探讨》《分经论治》《从标本中气中求治》等多篇,发表于国家及省级医学刊物。

主要参考文献

黄帝内经·素问[M].北京:人民卫生出版社,2005.

黄帝内经·灵枢[M].北京:人民卫生出版社,2005.

张仲景.伤寒论[M].北京:人民卫生出版社,2005.

张仲景.金匮要略[M].北京:人民卫生出版社,2005.

李时珍.本草纲目[M].北京:人民卫生出版社,2004.

吴鞠通.温病条辨[M].北京:人民卫生出版社,2005.

王孟英.温热经纬[M].北京:人民卫生出版社,2005.

陈修园.伤寒论浅注[M].太原:山西科学技术出版社,2013.

郑钦安.中医火神三书[M].北京:中国医药科技出版社,2014.

权依经.古方新用[M].兰州:甘肃人民出版社,1981.

权依经,李民听.五运六气详解与运用[M].兰州:甘肃科学技术
出版社,1987.

权依经.中药汤剂煎服法[M].兰州:甘肃人民出版社,1983.

刘力红.思考中医[M].桂林:广西师范大学出版社,2021.

张尚质.通渭县志[M].兰州:兰州大学出版社,1990.

陈维山.诗词撷英[M].北京:中国文史出版社,2015.

陈维山.艺林庶士[M].北京:中国文史出版社,2019.

《陇上名医权氏医案辑稿》志后

党旭涛

中医药文化是中国的国粹,发展历史悠久,理论体系深厚,是中华民族健康永续发展的有力支撑。通渭作为中国民间文化艺术之乡,中医药文化也是源远流长,杏林掌故俯拾皆是。但囿于其专业性和复杂性,所以搜集和整理一直少有问津者。

"权先生",这是曾经在通渭家喻户晓的三个字,是人们在生活状况比较困顿、医疗水平相对落后的半个多世纪里对"权氏中医"两代三人的崇敬称呼。他们深厚的学养、仁慈的医德和精湛的医技,传承文化,解救病痛,普惠苍生,可谓是一个时期通渭人顶礼膜拜的"救护神"。

与奉德先生相识,结缘于十年前孩子的感冒。这位年轻稳健的中医大夫,温文尔雅,求学若渴,精研医理,细究百病,谨慎用药,善待患者,是好多家庭健康的守护者,也是我往来多年的益友。不仅擅于医术,同时涉猎文史,考证史迹追根溯源,推理论证严谨有据,是近年内脱颖而出的青年才俊。

《陇上名医权氏医案辑稿》是奉德领衔主编的有关"权先生"两代三人的综合性医学著述,内容全,篇幅大,图文照应,编排精美。展卷恭读,不仅可见权氏在治病救人中的奇特功效,同时可见这两代三人令人敬佩的学风医风,也折射了这个时代人们的卫健、交通、居住、饮食等诸多社会现象,是一部难能可贵的时代印记。其资料的搜集整理,定然劳心费神,曲折漫长,甘苦得失,可想而知,因此不能不对奉德先生及诸编委的付出心折殊深,仰之赞之。

《陇上名医权氏医案辑稿》的付梓,有益于陇右中医药文化事业,将成为一颗璀璨的亮点,但愿能启迪更多的有识之士,潜心中医药事业,为缔造人们健康幸福的生活作更多贡献。

2024 年 10 月

党旭涛,1976 年生,通渭县第三铺乡人。现任中共通渭县委宣传部副部长,甘肃省作家协会会员,著有《印象通渭》《古寨堡——心灵的胜迹》等著作。

后　记

历时近三载，经众同仁精诚协作，不懈努力，这部书稿终于付梓面世。掩卷抚稿，感慨良多，聊缀数语，且为后记。

吾自少时习医以来，一直留心家乡中医之历史传承，于各方搜寻吾邑杏林佳话，随着网络畅达，由此获悉吾邑名医济济，尤以权氏最著，后得机缘，于羊城购得权氏《古方新用》一书，遂知吾邑方家不独名于县，且饮誉业内。

后业医县城以来，每遇年长者，话及中医，必谈权氏，述其医德医术，只觉高山仰止，橘香四溢。余闻之，亦心向往之，慨然叹之，故而留心于权氏之学。泛而求之于图档，惜乎仅得片纸。归而自忖"现有年长者仍可回忆权氏之经验，假年逝去，能忆能传者，亦恐鲜矣！"是故本诸传承乡邦文献之心，而携有心于斯者，拜访耄耋，叩访贤达，整理发挥，乃成是稿。

整理过程中，我等均感受益匪浅，故将其经验中独具特点之学术，做了尝试性探讨，权为保存地方医疗经验计也。整理发扬前贤遗珠，此吾辈青年中医人应尽之责任，更况此传承之举也。此间有诸多鼓励嘉勉者，亦有于此不解者，但求诸内心，却也自问无愧。并乐在其中，学在其中，真是浮云乌足动吾心。著名古籍版本目录学家顾廷龙先生曾云："窃谓人不能自有所表现，或能助成人之盛举，也可谓不负其平生。"由是观之，足慰吾侪！

是稿能够刊梓，不离诸贤之助，首先感谢马康宁先生无私贡献其所藏权据经处方,王东海医生提供其收藏之权依经处方;其次感谢甘肃农业大学党委副书记廉志端教授和邑士丁相宏先生热情相助,党旭涛先生跋文评校,刘明、张新民、董映川、张丁龙、李小龙、尚东红诸先生均无私帮助;再次感谢陕西省中医院李猛博士给予多次指导,西安彭小涛先生始终关切并鼓励,随我学习的梁亚珍、吴苏果做了大量基础工作,在此一并致谢;同时感谢我的家人,他们默默的支持,使我免于俗务,笃成此稿;最后,感谢通渭县通广中药材有限责任公司对本书出版的友情资助!

因吾侪学识浅陋,错漏之处在所难免,祈望高明教之。

奉德略述其间因缘如上,是为记。

甲辰秋月奉德于古平襄南屏山下